I0702956

Disfrutar no engorda

Disfrutar no engorda

Mariana Benavides

Descargo de responsabilidad

Este libro está diseñado para proporcionar información y orientación sobre cómo mejorar tu relación con los alimentos y crear menús saludables. El contenido aquí presentado se basa en la experiencia profesional y conocimientos de la autora en el campo de la nutrición y la salud emocional.

Sin embargo, la información contenida en este libro no debe ser considerada como un sustituto de la consulta médica profesional, diagnóstico o tratamiento. Siempre consulta a tu médico u otro profesional de la salud calificado con cualquier pregunta que puedas tener respecto a una condición médica o de salud antes de iniciar cualquier nuevo régimen alimenticio o cambio en tu dieta.

La autora no asume ninguna responsabilidad por errores o exclusiones en el contenido de este libro, ni por ningún resultado adverso derivado del uso de la información aquí contenida. El lector asume total responsabilidad por cualquier acción emprendida a partir de la información de este libro.

El contenido de este libro es para fines educativos y de orientación general. Los resultados pueden variar según las circunstancias individuales y el lector debe usar la información proporcionada en este libro a su propio riesgo.

Dedicatoria

Este libro va dedicado principalmente a mi papá, a quien perdí hace más de dieciséis años. Él siempre me apoyó en todo lo relacionado a mi carrera, desde que decidí estudiar nutrición. A él no le tocó ver mucho de mí como nutrióloga, pero sé que este libro sería uno de los regalos más bonitos que podría darle. Aunque ya no le toque verlo físicamente, sé que desde donde esté, estará brindando y echando porras por este logro.

También va dedicado a mi mamá, porque gracias a ella es que aprendí a tener la mejor relación con los alimentos, a enamorarme de la nutrición y a vivir libre de dietas. Ella nos enseñó los alimentos como lo que son: alimentos.

A mis hermanos, que siempre han sido parte de mi vida y siempre me han apoyado.

A todas las personas que han sido mis pacientes, y a quienes han aprendido algo, en mayor o menor medida, por medio de mis talleres, clases, conferencias y página, porque no hubiera podido escribir este libro sin ellos.

Contenido

Prólogo

Mariana Benavides es una mujer increíble, audaz y muy entusiasta, su alegría y carisma invaden los lugares por donde ella pasa. Es una amiga incondicional y una profesionista de la nutrición muy entregada.

La amistad es una de sus principales cualidades, sabes que siempre puedes contar con ella. En su profesión es muy dedicada y siempre se mantiene actualizada. Al tener estas dos cualidades (por un lado, la amistad, y por otro, la parte profesional), puedes apreciar con certeza que ella es una de las mejores nutriólogas que alguien pudiera encontrar para tener como coach de nutrición. Mariana sabe muy bien cómo mantenerte informado, además de que realmente se preocupa por tu salud y bienestar.

La manera en que ella se comunica es muy clara y difícil de igualar, esto lo transmite en el libro. En cada capítulo nos explica de una forma sencilla y con experiencia por qué es importante nutrirnos y, lo más importante, cómo lo podemos hacer. Nos guía para que no nos quede duda de cómo hacerlo y, lo mejor de todo, ¡por qué hacerlo!

¡Ella nos trasmite que todos podemos!

María de la Luz Pérez Ávila

Especialista en Nutrición Clínica
Miembro del Colegio Mexicano de Nutrición Clínica
Docente en la Universidad Autónoma de Nuevo León
Profesora en Maestría en Nutrición Clínica
Nutrióloga de apoyo en Gremio VITA NOVUS, pacientes con VIH/SIDA
Exdirectora de Carrera de la Licenciatura en Nutrición y Bienestar Integral, TEC de Monterrey

Introducción

¿Qué es lo primero que viene a tu mente si menciono la palabra "dieta"? Por lo regular, este es un término que está asociado a empezar un método para poder bajar de peso a base de restricciones con la comida. Esto deriva en sentimientos de frustración por no poder comer lo que te gusta. Muchas personas, al no seguir la dieta al pie de la letra, viven con desesperación y hartazgo, que traducen en un estado de "sacrificio" o "sufrimiento".

A lo largo de más de dieciocho años que llevo dedicándome a la nutrición, me he dado cuenta de que las dietas restrictivas se deben, entre otras cosas, a la falta de información y educación sobre los alimentos, la función que tienen en nuestro cuerpo y la nutrición que nos ofrecen. Hay una gran confusión entre comer saludable y "estar a dieta".

Me gustaría empezar este libro diciendo que la nutrición es todo lo contrario a sufrir por comer poco, restringida y aburridamente, y a estar viviendo estresados, contando calorías y gramos. Nutrir se trata de brindarle todos los alimentos necesarios a nuestro cuerpo, los cuales sirven como combustible a nuestras células para que estas puedan cumplir con todas las funciones que hacen durante el día y la noche.

Uno de mis objetivos al escribir este libro es poder compartir todo el mundo de la nutrición que yo trabajo a diario con mis pacientes, tanto en consulta como en talleres, clases y conferencias. Mi intención es crear una nueva visión en el concepto que tienen las personas sobre los alimentos, que conozcan la diferencia entre nutrirse y "ponerse a dieta contando calorías o carbohidratos". Quiero ayudar a borrar la idea de que necesitan vivir a dieta para lograr un "peso ideal", ya que precisamente esto es lo que ha lastimado tanto la salud y las emociones de las personas, sobre todo de las mujeres, que en muchas ocasiones no logran una estabilidad con su cuerpo.

En pocas palabras, "ponerte a dieta" ha dañado más tu salud y tus emociones que comer y disfrutar de los alimentos. Bajar de peso de una manera drástica e irreal con una dieta, no necesariamente va a cubrir la nutrición que nuestro cuerpo necesita para funcionar y sentirse bien, y puede llevarnos a deficiencias que en cierto plazo se convierten en enfermedades.

Algo que he notado a lo largo de todo este tiempo que llevo ejerciendo como nutrióloga es que, durante el proceso de una dieta muy restrictiva, suele haber mucha frustración en el paciente. Es una constante el sentirse estresado al tener prohibido comer ciertos alimentos, pesarlos y medirlos, contando las calorías o los carbohidratos que te quedan durante el día. Esto incrementa si hay algún evento en puerta porque el estrés, la angustia y la frustración crecen aún más por no poder comer por "estar a dieta". La prohibición genera ansiedad por comer y, finalmente, "romper la dieta", ya que es insostenible vivir de esta manera: adaptando tu vida a lo que permite la dieta, pensando si lo que tienes enfrente "engorda" o "no engorda". Mucha gente vive en ciclos eternos de ponerse a dieta, y no crea realmente un estilo de vida o un cambio en su forma de ver a los alimentos, porque la única información que han recibido es que estos "enflacan" o "engordan".

La espina dorsal de este libro es una propuesta para ver a los alimentos desde una nueva perspectiva: la nutrición que nos ofrecen cada día. Se conforma de temas tanto de bienestar emocional como de nutrición. Para mí, la verdadera nutrición debe ser integral, ya que esta no se trata solo de seguir una dieta impresa en un papel y de restringir nuestros alimentos, sino de cubrir las necesidades orgánicas y emocionales del cuerpo; al momento en que esto sucede, notas un cambio tan evidente y mágico que te puede llegar a sorprender. El bienestar no lo da un cierto peso en la báscula, sino la estabilidad a nivel celular.

Nuestro cuerpo es agradecido y maravillosamente perfecto; tiene una gran capacidad de recuperación y regeneración, lo único que nos pide son nutrientes para poder construir la casa de tus sueños. No hablo de una estética o un peso determinado, sino de órganos renovados, una piel bonita y tersa, un cabello brilloso y sedoso, y emociones en armonía. Cada alimento que le das a tu cuerpo es una herramienta con la cual tú decides si remodelas tu casa o esta sigue en demolición.

Privarte al máximo de comer ciertos alimentos no es la solución. ¿Cuántas veces lo has intentado? ¿Te ha funcionado hasta el día de hoy? Hacerlo solo provoca más ansiedad por comerlos, sin estar consciente de si verdaderamente te gustan. Las dietas nos han desconectado de nuestro cuerpo, de nuestra conciencia de elegir y disfrutar de un alimento. Lo que necesitas comprender es que eres completamente libre de comer lo que quieras, pero siempre teniendo como prioridad la nutrición y el bienestar de tu cuerpo y una conciencia sobre lo que haces con él.

En todos estos años que he atendido a pacientes, me encuentro siempre con personas desesperadas, desilusionadas y muy temerosas de ser juzgadas. Muchos de ellos, antes de tomar la decisión de ir a una primera cita, tienen que autoconvencerse y tomar valor porque saben que muy probablemente no la van a pasar nada bien con la dieta que les den. Lo ven como el inicio de una temporada en la que no van a poder comer lo que les gusta, ni acudir a todos los eventos que tengan porque "están a dieta". Sin dejar de mencionar que un día antes de tener la cita, la gran mayoría tiende a comer de manera compulsiva, en sus palabras, se dan un "atascón de comida" hasta quedar asqueados porque se están despidiendo de lo que les gusta. ¿Te suena conocido?

Algo que enseño en mi tratamiento, talleres, clases y conferencias es que, contrario a las dietas (que siempre son temporales), la nutrición es algo totalmente diferente. Nuestras células no son temporales, ellas trabajan para nosotros veinticuatro horas al día, siete días de la semana, trescientos sesenta y cinco días del año, sin asuetos, ni días festivos; no importa si la temperatura está en cuarenta grados o cinco grados bajo cero, ellas requieren los alimentos necesarios para mantenernos lo mejor posible. Lo más importante es aprender y crear un modo de vida donde incluyamos lo bueno y lo "malo" de los alimentos. Quizás se preguntarán por qué lo pongo entre comillas, esto es porque en realidad no hay nada malo en disfrutar lo que comemos, ni en poder comer lo que más nos gusta. El secreto está en que comprendas que siempre es posible disfrutar del alimento que quieras y que se puede hacer de manera equilibrada, sin culpas ni remordimientos, y sin pensar que es un pecado. Solo recuerda que nuestro cuerpo requiere a diario, no solo una temporada, de alimentos que le den los nutrientes para poder trabajar, por el simple hecho de estar vivo. No se trata de comer saludable para bajar de peso, sino porque es un compromiso que tenemos con nuestro cuerpo.

Este libro fue pensado para que se convierta en una guía que te ayude a conocer lo que tu cuerpo necesita, que experimentes lo bien que se siente estar nutrido y aprender a disfrutar de la comida sin culpa, logrando un equilibrio; dejar atrás todas esas ideas de privarte, querer ser perfecto o llegar a un peso ideal, porque haber intentado toda una vida hacer la dieta perfecta y al pie de la letra solo te ha generado más frustración y ansiedad.

Yo les he enseñado a mis pacientes a crear un ambiente en el cual necesitan nutrirse lo más posible. Así como todo el tiempo respiramos, también debemos nutrirnos; no obstante, podemos disfrutar de los alimentos que queramos. Vivimos en un mundo real, y los antojos no van a desaparecer, se necesita aprender a crear una convivencia equilibrada con estos. ¿Cómo? No está mal comerse una rebanada de pastel o el antojo que se tenga de vez en cuando, lo que sí está muy mal es no darle a nuestro cuerpo toda la nutrición que necesita.

La nutrición es necesaria para nuestro cuerpo porque es el medio por donde recibe todos los elementos para trabajar y cumplir las funciones de vida, para mantener nuestros órganos sanos y evitar enfermedades, para crear energía y sentirnos bien. Entre más nutrición reciba nuestro cuerpo, más oportunidad tiene de amortiguar el consumo de alimentos que no nos aportan ningún nutriente, generalmente, ricos en azúcares, que no dejarán de existir, y que también consumiremos en algún momento, lo ideal es que no sea un hábito, para no tener un impacto negativo en nuestra salud. Te pregunto, ¿has nutrido tu cuerpo? Ponerlo a dieta, no es nutrirlo. La preocupación debería ser por todos los años que le has negado los alimentos que necesita para vivir bien, y no por estar "flaco". ¿Cómo espera la gente no enfermarse, si los cuerpos hoy tienen un exceso de alimentos procesados y artificiales, y cero nutrientes? La nutrición no debería ser encasillada como un método de hacer "dietas", ni de comer poquito, llegando a un punto de sufrimiento.

A través de los capítulos aprenderás cómo nutrirte y a no elegir alimentos solo por su contenido calórico; a comer con libertad y a conciencia el alimento que quieras sin sentirte culpable. Mi intención es que conozcas un mundo diferente al que te enseñó la cultura de las dietas, y que dejes de privarte de asistir a tus compromisos sociales y familiares solo porque "te estás cuidando" o, peor aún, que rechaces comer algo únicamente porque no está incluido en "la dieta".

Es importante entender que necesitamos cuidar de nuestro cuerpo porque es el único que tenemos. Mucho tiempo se le ha hecho pensar a las personas que hacer dieta es lo adecuado para bajar de peso y tener salud, pero no es así, los índices de enfermedades crónico-degenerativas derivadas de la alimentación van al alza cada año en nuestro país. Lo que busco es compartirte información valiosa acerca de la nutrición y de tu relación con los alimentos para que puedas olvidarte del mundo de las dietas y de esos ataques de ansiedad que te llevan a compulsar y rebotar; que puedas beneficiarte de las maravillas que te ofrece la nutrición día a día y la vuelvas algo real en tu vida. ¡Que nunca más te vuelvas a poner a dieta!

Necesitamos crear un equilibrio entre la nutrición y el bienestar mental y emocional de nuestro cuerpo. He visto grandes resultados en cuanto empezamos a combinar todo esto. En la primera parte de mi libro te platicaré sobre tres temas que me parecen de crucial importancia y que me he dado cuenta de que los pacientes, y la población en general, están totalmente desinformados sobre ellos. Así que, antes del tema de la nutrición, abordemos el estrés, el descanso reparador y la relación emocional que tienes con los alimentos.

Cuestionario de autoevaluación

En la introducción mencioné que para mí la verdadera nutrición consta de una vida balanceada, en la cual van incluidos la gestión del estrés, el descanso reparador y la estabilidad emocional.

Enfocarte en seguir una dieta estricta sin el correcto descanso y con niveles altos de estrés, no funciona. La prueba está en los índices crecientes de enfermedad que nos lo demuestran. El estrés y la frustración afectan de tal manera a tu cuerpo que son factores que pueden bloquear tu salud.

Además de una buena nutrición, algo que recomiendo llevar a la par es una terapia psicológica. En muchas ocasiones, los problemas emocionales son los causantes de la ansiedad y el estrés que puedes presentar, y que te inducen a refugiarte en la comida.

Estoy convencida de que la salud debe ser integral. Parece increíble cómo los pacientes que se tratan, psicológica y nutricionalmente, tienen resultados progresivos y ascendentes. En cambio, los pacientes que aún no han trabajado la parte emocional, es muy improbable que no lleguen a tener un balance en su organismo.

El primer paso

Antes de comenzar con la reprogramación de hábitos y aprender a nutrir nuestro organismo, lo primero que hay que hacer es evaluar cómo estamos para darnos cuenta desde dónde partimos. Diseñé un cuestionario que te ayudará evaluar el nivel de nutrición y balance que hay en tu vida actualmente.

Este ejercicio funciona muy bien cuando lo contestas de la manera más honesta posible en relación con tus hábitos, especialmente los que has llevado durante los últimos años. La evaluación que obtengas te ayudará a saber en qué parte del terreno estás situado y hacia dónde puedes avanzar.

¡Te invito a contestar el cuestionario de evaluación!

Instrucciones para la primera parte del cuestionario de autoevaluación

De los siete días de la semana, marca cuántos días cumples las siguientes preguntas. Por ejemplo, la primera pregunta dice: "¿Desayunas?". Si de los siete días de la semana lo haces cinco, pones en la casilla de al lado ese número; si nunca desayunas, entonces escribes "0".

Al finalizar la primera parte del cuestionario, suma todos los días y escribe el resultado al final de la tabla en donde dice "total".

¿Estás listo para empezar? ¡Adelante!

Primera parte	¿Cuántos días de la semana lo realizas?
1. ¿Desayunas?	
2. ¿Tienes tres tiempos de comida durante el día?	
3. ¿Comes fruta (al menos una porción)?	
4. ¿Comes de dos a tres piezas o tazas de fruta al día?	
5. ¿Tomas al menos un litro de agua?	
6. ¿Tu comida contiene verduras?	
7. ¿Tu comida incluye proteína (carne de res, pollo, pescado, salmón, atún, huevo)?	
8. ¿Tu comida incluye leguminosas (frijoles, lentejas, garbanzos, habas)?	
9. ¿Comes alimentos como aguacate, aceitunas, almendras o nueces?	
10. ¿Duermes siete a ocho horas?	
11. ¿Practicas ejercicio?	

Primera parte	¿Cuántos días de la semana lo realizas?
12. Sin contar el fin de semana, ¿cuántos días realizas algún pasatiempo?	

Total:

Instrucciones para la segunda parte del cuestionario de autoevaluación

De la misma forma que en la primera parte del cuestionario, contesta, de los siete días de la semana, en cuántos realizas cada pregunta. Al finalizar la tabla, suma los días y anota el resultado en donde dice "total".

Segunda parte	¿Cuántos días de la semana lo realizas?
1. ¿Solo comes y cenas, omitiendo el desayuno?	
2. ¿Tomas refresco (de cola o cualquier sabor)?	
3. ¿Tomas bebidas alcohólicas?	
4. ¿Tus comidas o cenas son comida rápida de la calle?	
5. ¿Comes alimentos relacionados con pastas (espagueti, coditos, fideos)?	
6. ¿Tus entre comidas son alimentos tipo panecillos o galletas?	
7. ¿Sientes ansiedad de comer durante el día?	
8. ¿Te despiertas cansado?	
9. ¿Sientes falta de energía y sueño constante durante el día?	
10. ¿Consideras que tu día tiene mucho estrés?	
11. ¿Presentas algún síntoma relacionado con gastritis, colitis o estreñimiento?	

Segunda parte	¿Cuántos días de la semana lo realizas?
12. ¿Sientes que se te hinchan las piernas o las manos?	

Total:

Resultados

Para obtener tu autoevaluación, escribe el total de la primera parte del cuestionario y, a ese número, resta el total de la segunda parte. El resultado puede ser positivo o negativo, según sean tus respuestas. Por ejemplo, si en la primera parte obtuviste sesenta puntos, y en la segunda diez, harás la siguiente resta:

Total de la primera parte	60
Total de la segunda parte	10
Resultado	50

Según tu calificación, tu nutrición estaría en equilibrio (verde), en el límite (amarillo), o en peligro (rojo), de acuerdo con las siguientes puntuaciones:

De 60 a 84: Verde

Tu nutrición está en equilibrio. ¡Felicidades! Sigue así. Tienes los hábitos correctos para mantener tu salud en un nivel óptimo.

De 36 a 59: Amarillo

¡Estás en el límite! A lo largo del libro encontrarás cómo ayudarle a tu cuerpo a tener una nutrición integral para su completo funcionamiento.

35 o menos: Rojo

¡Cuidado! Tu cuerpo está desnutrido y las consecuencias pueden ser muy negativas a corto plazo. La buena noticia es que desde que empieces a nutrirte bien, notarás en gran medida los beneficios.

Antes de emprender cualquier viaje, debemos saber en dónde estamos, trazar la ruta que vamos a tomar y calcular cuánto tiempo nos va a llevar llegar a nuestro destino. El cuestionario de autoevaluación es justo eso.

A menudo pensamos que nuestros hábitos no son tan malos y no nos explicamos por qué empezamos a experimentar algunas molestias o padecimientos, hasta que descubrimos que hay un déficit de nutrición en nuestro organismo.

Si tu resultado no fue tan bueno como esperabas, este libro te ayudará a mejorar tu nutrición para que cada día te sientas mejor, tengas más energía, estés más sano y puedas llevar a cabo todas las actividades y proyectos que tienes en mente.

Los problemas de salud no se resuelven con una dieta de moda y estandarizada, sino tratando el problema desde la raíz. Nuestro cuerpo no es solamente un número en la báscula, lo que más necesita es nutrirse para cumplir sus funciones.

Capítulo 1
Estrés y descanso reparador

El estrés

Es muy curioso que, mientras estudiaba la carrera de Nutrición, nunca me explicaron qué es el estrés y los problemas que puede llegar a desencadenar en nuestra mente, a nivel emocional y en nuestros órganos. Tampoco se abordó cómo nos puede poner una barrera para la pérdida de peso. No sé por qué en aquel entonces no se hablaba de este tema. Tal vez aún no era considerado un problema, como lo es ahora, que está catalogado como una enfermedad derivada de la vida acelerada que vivimos, sin pausas, ni descanso para nuestro cuerpo y cerebro.

Fue hasta el año 2008 cuando empecé a darme cuenta de que el estrés tenía que ver en el progreso o desmejora en la salud de mis pacientes, tanto en hombres como en mujeres. Hablo del estrés en general y del estrés que genera estar a dieta. Esto me sorprendió tanto que comencé a investigar más al respecto.

Cabe mencionar que, generalmente, las mujeres son quienes viven en un constante estrés. Ellas suelen ponerse a dieta, tratan de hacer las cosas perfectas y se privan de comer para bajar de peso. Al ver que no logran su cometido, viene la frustración, el remordimiento y la compulsión por comer. Si tú eres mujer, te apuesto que alguna vez te has preguntado (incluso con enojo): "¿Por qué los hombres bajan tan rápido de peso?".

En mi experiencia, he descubierto que un gran número de mujeres ha tenido problemas con su cuerpo y con su peso. Esto nace de haber escuchado algún comentario que apuntaba a que su cuerpo estaba mal, dicho por terceras personas, ya sea su familia, amistades, la sociedad, incluso algún doctor o nutriólogo. No generalizo, pero es común encontrarse con esto.

Para muchas mujeres la vida gira alrededor de lo que van a comer, si está permitido o no en la dieta, o si las hará engordar. Viven pesándose, esperando que llegue ese número tan deseado y exigido en la báscula. Vivir bajo este estrés es lo que les ha bloqueado perder un gramo, porque se les ha enseñado que lo más importante de su cuerpo es un peso ideal, cuando no lo es. No es una regla que todas las mujeres pasen por esto, pero en mi consulta lo veo casi con todas mis pacientes. Los hombres bajan rápido porque nunca han vivido bajo este estrés, ni bajo estos juicios sobre su cuerpo. Hay sus excepciones, pero son mucho menos frecuentes.

Cuando me gradué y empecé a ejercer mi carrera, no preguntaba nada a mis pacientes acerca del estrés. A todos ellos siempre les pido que me entreguen un registro semanal con todo lo que han comido, esto me permite estudiar su alimentación para enseñarles cómo combinar sus alimentos. De esta forma, ellos van conociendo y escuchando mejor a su cuerpo, y aprendiendo cómo este va reaccionando al nutrirlo. Les enseño a confiar en su cuerpo y en la nutrición que le brindan, para que puedan lograr un equilibrio con todos los alimentos que consumen, tanto los que nutren como los que no lo hacen y, sobre todo, aprender a disfrutar de ellos.

Un día llegó Karla, una de mis pacientes, a su cita. Como cada semana, sus registros eran perfectos, no tenían rastro de ningún "pecado", como así le decía ella al consumo de productos ricos y prohibidos. Aun así, ya habían pasado varias semanas y su peso no tenía mucha variación; quizás había perdido doscientos gramos por cita, a veces nada. Esto no era coherente con lo que yo veía en su registro. Comencé a preguntarme qué era lo que pasaba, ya que estaba claro que su barrera para bajar de peso no se hallaba en lo que comía, así que debía ser algo ajeno a sus alimentos. Ella tampoco tenía problemas de salud relacionados con la tiroides, que muchas veces pueden truncar la pérdida de peso. Entonces, ¿qué estaba pasando?

En las citas subsecuentes, me di cuenta de que el problema de Karla estaba relacionado al estrés que manejaba en su trabajo, y al de querer bajar de peso, comer perfecto y no lograrlo.

Ya un poco desesperada de hacer las cosas perfectas y no avanzar lo suficiente, Karla empezó a desarrollar un sentimiento de frustración, lo cual tampoco estaba ayudando. Entonces, para tratar de comprender qué era lo que le pasaba, le pregunté si había algo en su rutina que le estuviera afectando, algún problema que le causara intranquilidad, o si le faltaba descansar. Lo hice guardando un respeto a lo que ella, como paciente, estaba dispuesta a compartir. Recuerdo muy bien que ella respiró profundamente (como liberándose) y comenzó a contarme que había mucho estrés en su día a día, ocasionado por la carga de trabajo, además de un hartazgo de "vivir a dieta".

En esa consulta no tratamos nada sobre su alimentación. Ya la había pesado y, en efecto, no había mucha variación con respecto al peso de la cita anterior. Lo que hicimos fue crear un ambiente de tranquilidad: la recosté en una cama de masaje de mi consultorio, le apliqué aceite de lavanda, apagué las luces, puse música relajante y le enseñé a hacer respiraciones profundas. Le pedí que se imaginara de vacaciones en algún lugar donde ella quisiera estar, que visualizara un momento que le generara paz y tranquilidad. A la media hora de dejarla en este ambiente, ella se había quedado dormida por el grado de relajación al que llegó. Al despertarla y preguntarle cómo se sentía, lo primero que dijo fue: "¡Qué rico momento!". Luego se me ocurrió pesarla y, para mi sorpresa, Karla había perdido doscientos gramos en esa media hora de relajación. No había ido al baño, ni sudado. Ambas nos quedamos impactadas del poder de la desconexión por medio de las respiraciones profundas.

En mi experiencia, tengo muchos casos en los que he visto que el darte un momento de relajación, de desconectarte, de sentirte a gusto, de solo pensar en algo que te gusta y de permitírtelo, hace que el organismo comience a desinflamarse.

El caso de Karla empezó a aclarar todas mis dudas sobre el papel que juega el estrés en los pacientes. Curiosamente, cada vez se me presentaban más casos en los que, por más perfecta que hicieran su semana de nutrición, no lograban avanzar. Estaba ante un reto y una nueva posibilidad de llevar mi consulta y mis tratamientos a otro nivel, gracias a mis pacientes.

Empecé a preocuparme por este tema y busqué información al respecto. Comencé a estudiar más acerca de las hormonas y lo que ocurre cuando se generan en exceso o cuando hay un desequilibrio de estas. Aprendí que una de las muchas consecuencias del estrés puede intervenir con el peso, esto es por la hormona que libera: el cortisol.

El estrés no es del todo malo, este es generado por nuestro organismo como una reacción natural ante una situación de riesgo y sirve para mantenernos alertas y en guardia ante el problema que esté surgiendo. Muchas veces, no se desencadena por un problema en específico, puede deberse a una mayor carga de trabajo o pendientes que comen tu tiempo y tienen saturado tu cerebro. Andar de aquí para allá, por todas las tareas que tienes que hacer en el día, te puede llegar a generar mucho estrés, sobre todo si no te das un respiro.

Lo que hace malo al estrés es no darle una salida y guardarlo en nuestro cuerpo. No se puede evitar generarlo. Quizá puedas aprender a reaccionar diferente ante ciertas situaciones que lo causen. Lo importante es canalizarlo para que salga de tu sistema. Acumularlo durante días, semanas, meses o hacerlo un estilo de vida es lo que puede ocasionar consecuencias graves en nuestra salud, recayendo en alguno de nuestros órganos y también en nuestras emociones.

El estrés es un factor que veo en el noventa por ciento de mis pacientes. Es increíble que al explicarles cómo funciona y las consecuencias que trae, todos coinciden en que se sienten como "muertos vivientes". Se sorprenden al darse cuenta de que todos los días están estresados. No se han detenido a ver hacia atrás todo lo que les ha ocasionado no darse un respiro o hacer una actividad fuera de su rutina. Se describen a sí mismos como robots que van totalmente en automático, actuando por inercia y obligación. Me encanta ver sus expresiones cuando se dan cuenta de que tienen que detenerse y empezar a hacer las cosas de manera diferente. Esto no tiene que ver con ponerse a dieta o estar flaco, va más allá de querer un peso ideal, es hacer un alto y preguntarte: ¿qué has hecho con tu cuerpo y tus emociones?

¿Cómo es que el estrés puede influir en el peso? Al estresarnos, nuestro cuerpo empieza a liberar una hormona que es conocida como la "hormona del estrés", se llama cortisol. Esta tiene un efecto parecido al de las inyecciones de cortisona. La cortisona inflama, hincha y te hace retener líquidos. Además de lo anterior, el cortisol causa resistencia a la insulina y puede contribuir para almacenar más grasa.

Explicado lo anterior, es más fácil ver que el estrés puede ser una causa de que las personas, sobre todo las mujeres, tengan dificultad para bajar de peso. Es por esto que el estrés de tener que estar a dieta crea un efecto contraproducente. He sido testigo de cómo muchas mujeres se esfuerzan, tienen el compromiso, la disciplina y la paciencia para bajar de peso, y aun así no ven cambios.

Hay mucha desinformación acerca de los efectos del estrés sobre nuestra salud. Las mujeres viven llenas de culpa por no haber cumplido su dieta de forma perfecta. Comerse una galleta, dentro de su perfección, las hace sentir culpables, porque así se les ha dicho toda la vida. Cuando en realidad, lo que les impide bajar es la ansiedad ocasionada por el estrés de no haber cumplido la dieta. ¿Quién iba a decir que el estrés de comer algo "prohibido" es lo que engorda? Los alcances que tiene nuestra mente para poder ayudarnos o perjudicarnos es algo que me sigue generando mucho impacto.

Nos han hecho creer que para bajar de peso tenemos que hacer las cosas al pie de la letra, que es la única manera de lograrlo. ¡Esto es un gran engaño! ¿Cuántas veces lo has hecho tal cual dice la hojita?, ¿te ha funcionado?, ¿cuánto tiempo pudiste mantener los resultados? Es imposible que, dentro de varios días llenos de nutrición, comer un alimento que te gusta y que consideras prohibido, repercuta en tus objetivos. **Un solo alimento, consumido en una ocasión, en medio de toda la nutrición, no tiene la capacidad de hacernos subir de peso.**

Independientemente de que el metabolismo del hombre sea más acelerado que el de la mujer, ellos suelen bajar de peso más rápido porque disfrutan sus alimentos sin cuestionarse si estos "engordan" o "enflacan". Y la mujer, ¿cuántos días trajo en su cabeza esa rebanada de pastel que se comió el miércoles? Cada bocado era un sufrimiento. ¿Te suena conocido? Lo que nos hace falta es aprender a disfrutar nuestros alimentos y dejar a un lado la culpa, por eso titulé a mi libro: *Disfrutar no engorda*.

Las dietas no funcionan porque generan un estrés que no necesitas y que no tenías. Todo ha sido ocasionado porque ha habido una muy mala forma de aplicar la nutrición, confundiéndola con "ponerte a dieta". La nutrición no surgió con el objetivo de restringirte para bajar de peso de una manera drástica, esto solo deja pacientes destrozados y estresados por tantas dietas diferentes que han hecho.

La personalidad aprehensiva de las mujeres se ha vuelto un impedimento para bajar de peso. Cuando voy a empezar mi consulta, siempre les pregunto a mis pacientes: "¿Cómo estás?, ¿cómo te fue?" (refiriéndome en general a su semana). Una constante es que las mujeres tienden a contestar: "Mal" o "Mmm… no sé, no creo que bien". Tras esto, aclaro que me refiero a su vida, no a su alimentación. Recuerdo que un día llegó Gabriela a su cita, y su respuesta, efectivamente, fue "mal". Le pregunté por qué, entonces ella me contestó con tono y cara de angustia: "Es que me comí una rebanada de pastel". Yo le dije: "Está bien, acuérdate que hemos platicado con anterioridad sobre el manejo de estos alimentos y cómo hay que aprender a convivir con ellos y disfrutarlos". Ella se había comido esa rebanada de pastel un día después de la última cita que tuvimos, lo que quiere decir que trajo esa culpa durante toda la semana. Constantemente, seguía juzgándose y regañándose: "Me comí el pastel y no debía".

Enseguida le pedí su registro de alimentos para revisar cómo había hecho su nutrición y, para mi gran sorpresa, había sido una de sus mejores semanas. Ella consumió abundantes verduras y todas sus frutas. Vaya, había tenido una excelente semana llena de nutrición, cosa que solamente yo veía porque ella seguía ensimismada con la rebanada de pastel que se comió en alguna de las cenas a las que acudió. Trataba de que se diera cuenta del gran trabajo que había hecho con su cuerpo, de toda la nutrición que le había dado, que lo había hecho muy bien; sin embargo, su única respuesta era de pesar porque había arruinado su dieta al comer pastel.

Después le dije: "Bueno, vamos a pesarte". Ella me contestó: "Seguro que no bajé nada". Conociendo el alcance de la mente y la energía que se les da a los alimentos a nivel emocional, le dije: "Sí, seguramente no bajaste". Se subió a la báscula y, en efecto, no bajó un solo gramo. Por supuesto, se volvió a regañar. Yo le repetí: "El pastel per se no fue el culpable de que no hayas avanzado en tu peso, fue el valor que tú decidiste darle y la culpa por comerlo. Es imposible que una rebanada de pastel, calóricamente, pueda ganarle a una semana llena de nutrición y equilibrio". Lo que sí es posible es que esa rebanada de pastel, por el valor emocional que se le da, logre impactar al grado de impedir perder peso. Terminé diciéndole que a lo que realmente hay que darle valor es a todo el gran esfuerzo que hizo por conseguir sus alimentos, desinfectar frutas y verduras, prepararlas y comerlas. Todo ese trabajo devaluado es al que necesitaba darle su energía, concentrarse en lo bueno que sí estaba haciendo por su cuerpo todos los días, y no en un alimento de una sola ocasión.

Otro día, Carlos llegó a su cita subsecuente y le hice la misma pregunta que a todos mis pacientes: "¿Cómo te fue?, ¿cómo te sientes?". Él respondió: "¡Superbién! Ya me quedan mejor mis camisas, me canso mucho menos, rindo más al correr y ya pude agacharme con menos problema para abrochar mis tenis". Al pedirle su registro, vi que en cuatro cenas de su semana había consumo de cerveza, incluso en una decía que había tomado mucha. Entonces, le pregunté: "Oye, y este consumo de cerveza, ¿cuánta fue?". Él ya no lo tenía consciente o no le había dado ninguna importancia, al grado que tuvo que hacer memoria para saber qué día había sido y cuánta cerveza había tomado. Me contestó: "Pues fue el sábado, saliendo de mi última cita contigo. ¡Uy! Sí fue mucha. Fácil, más de veinte cervezas".

Seguí analizando los otros días y volví a preguntar: "Este día, ¿cuántas fueron?". Otra vez tuvo que hacer memoria y me contestó: "Fue cuando me junté con mis amigos, me tomé solo tres". Continué con el tercer día: "¿Y aquí cuántas fueron?". Y me contestó: "Ahí solo fue una, cuando llegué a la casa; es más, ni la cuentes". Su tono le restaba importancia a lo sucedido. Apenas iba a preguntarle por el cuarto día cuando me paró en seco y dijo: "¡Pero me comí todas mis frutas y mis verduras!, le di toda la nutrición a mi cuerpo, así como me dijiste". Solo me reí y le dije: "Cierto. Ya, por último, dime si cuando estás en una reunión tomando cerveza piensas si está mal o te acuerdas de que estás viniendo con la nutrióloga". Su cara expresó: "¡Por supuesto que no!". Le dije: "¡Perfecto, sigue así! Solo recuerda que mientras haya nutrición, todo funciona. Si no la hay, comienza el problema. Vamos a pesarte". Aunque no lo creas, Carlos bajó un kilo y medio, aun con las cervezas que tomó.

Aclaro muy puntualmente que con esto no estoy diciendo que haya sido adecuado el consumo de cerveza de este paciente, o que tomar alcohol es la solución para bajar de peso, utilizo este ejemplo para mostrar el poder que tiene el comer o beber algo sin culpa ni preocupación. Carlos le restó importancia a algo que es considerado malo, solo lo disfrutó y se concentró en trabajar correctamente su nutrición. En contraste, Gabriela se comió con culpa una rebanada de pastel, no dejaba de pensar que había "roto" la dieta, y eso tuvo el poder de opacar todo el trabajo de nutrición que había hecho.

Te preguntarás cómo es esto posible. Bueno, yo me hice la misma pregunta porque esto no lo explican en la escuela y tampoco lo aprendí en un libro. El poder que una persona le puede dar a un alimento y cómo puede truncar su avance es algo que yo veo a diario, especialmente, entre hombres y mujeres. Aquí es donde puedo darme una mejor idea de por qué los hombres bajan de peso más rápido que las mujeres. Es cierto que los hombres tienen más masa muscular, lo que hace que su metabolismo sea más acelerado y les ayude a perder peso; no obstante, el factor determinante es la emoción de culpa al comer. En muchas menos ocasiones, he tenido pacientes hombres que tienen una mala relación con ciertos alimentos, así como una obsesión con el peso y, como sucede con las mujeres, les cuesta mucho esfuerzo bajar.

Jesús y Lupita llegaron a su consulta semanal y me entregaron su registro de alimentos. El de Jesús, quien es una persona muy aprehensiva y metódica, era un registro casi perfecto, pero tenía mucho estrés en su semana y, sobre todo, un mal descanso. Su preocupación por el peso era notoria, tanto que se pesaba diario y veía cómo, a pesar de estar haciendo bien su nutrición, casi no bajaba. En cambio, Lupita me entregó un registro no tan perfecto como el de Jesús, pero sí con suficiente nutrición para avanzar y permitirse disfrutar de los alimentos.

Cuando pesamos a Jesús, el número de la báscula era igual al de la cita anterior. Aunque sí había bajado en medidas, se sentía frustrado con el peso que marcaba la báscula. Lupita nos compartía, mientras se subía a la báscula, que ya le quedaban mejor los pantalones y que se sentía más ligera. Contrario a Jesús, Lupita bajó un kilo. Al darse cuenta de esto, Jesús mencionó: "¿Por qué ella sí bajó si ni siquiera lo hizo tan perfecto como yo?". Solo le respondí: "Porque ella sí disfruta los alimentos y no le importa su número, sino cómo le queda la ropa". Su misma esposa también le dijo: "Es que vives estresado por bajar de peso. Si ya te quedan mejor las camisas, ¿qué te importa el peso?, ¡ya suéltalo!".

Querer pesar cierto número "ideal" causa un estrés impresionante en las personas. De esto también te hablaré en el siguiente capítulo. No lograr bajar ese numerito de la báscula es lo que ha ocasionado tanta frustración y tristeza, aun cuando las personas bajan en medidas, porcentaje de grasa y su ropa les queda mejor. El no soltar esa preocupación, o más bien, obsesión, es lo que los mantiene sin variación en sus resultados.

Debido al estrés que genera subirse a la báscula, y a que desde la pandemia todas mis consultas son en línea, dejé de pesar a mis pacientes. No sabes la cantidad de expresiones de alivio que he visto a través de mi pantalla, sobre todo en las mujeres, al no exigirles un peso, ni confrontarse con uno de sus miedos más grandes: la báscula. Además, con tantos años de conocer la nutrición, ver sus efectos maravillosos sobre la salud y las emociones, ¡menos necesitamos estar pesando a las personas! Si es posible, nunca más vuelvas a subirte a una báscula y tírala a la basura. Mide tus avances con la ropa que no te quedaba, que tu objetivo sea sentirte bien y llegar a ponértela, que reamente lo que necesitamos perder es porcentaje de grasa.

Con seguridad te digo que para lograr bajar de peso no es necesario matarte de hambre. Es erróneo pensar que entre más estricta y restringida sea tu alimentación, más rápido lo vas a lograr. Ningún alimento, consumido en una sola ocasión, tiene la culpa de todo el problema de salud que existe en nuestro país y en gran parte del mundo. Es todo un conjunto de factores que tenemos que tomar en cuenta. El estrés es uno de estos factores.

Cada persona es diferente y responde diferente. Generalmente, una alimentación adecuada y equilibrada funcionará en todos, aunque hay diversos factores que cada persona habrá de tomar en cuenta y atenderlos.

El descanso reparador

El estrés va muy de la mano con la falta de descanso reparador. Las personas viven conectadas a su rutina, al celular y a todo lo que tienen que hacer, que se quedan dormidos al final del día sin realmente lograr un descanso profundo. El hecho de dormir no implica, necesariamente, haberse desconectado. Una cosa es dormir y otra es descansar.

Hace mucho comencé a recomendar a mis pacientes que se desconectaran de todo lo que les hace actuar como robots, y que empezaran a tener un descanso reparador, sobre todo, para que apreciaran que es necesario darse un tiempo para hacer cosas diferentes, actividades que le den un respiro a su mente y así poder tener un mejor manejo del estrés.

Al igual que el estrés, el descanso reparador fue algo que tampoco me enseñaron en la escuela. El impacto que el descanso tiene en la salud y nutrición de las personas era un tema desconocido para mí hasta que empecé a tratar pacientes e investigar al respecto.

¿Te has despertado sintiendo que dormiste solo cinco minutos?, ¿te cuesta mucho trabajo levantarte de la cama?, ¿te duele todo el cuerpo al despertar?, ¿tienes dolor de cabeza constantemente?, ¿sientes que te duelen los dedos de las manos y tus pies amanecen hinchados?, ¿crees que la vida no te alcanza y solo la obligación te mantiene caminando? Si contestaste a la mayoría que sí, déjame decirte que no estás descansando. Repito: quedarse dormido de inmediato no significa descansar.

¿Sabías que durante la noche se lleva a cabo la reparación de nuestro organismo? De ahí el nombre "descanso reparador". Esto sucede solo si nuestro cerebro está realmente desconectado. El descanso reparador nos ayuda a restaurar todos nuestros órganos. La presión arterial, la frecuencia cardíaca y respiratoria comienzan a descender. Nuestros músculos y articulaciones se restauran. Durante el descanso liberamos una sustancia llamada "interleucina", que promueve la producción de anticuerpos, y eso ayuda a estimular y reforzar nuestro sistema inmune. Así que, si últimamente no sales de las gripas, posiblemente se deba a la falta de un descanso reparador.

Durante nuestro descanso también se regeneran las células y nuestra piel se desintoxica. Nuestros riñones e hígado comienzan la fase de limpieza de toxinas y de líquidos retenidos. Además, liberamos "melatonina", una hormona que nos ayuda a conciliar el sueño y que promueve el antienvejecimiento.

¿Nunca te has preguntado por qué después de pasar una mala noche tienes ansiedad por comer? Bueno, esta es otra razón por la cual vas a pensarlo dos veces antes de querer desvelarte o no desconectar tu mente. Esto sucede porque, mientras dormimos sin desconectarnos, o nos desvelamos, se libera una hormona llamada "ghrelina", que es conocida como la hormona del apetito. Es decir, al día siguiente tendrás un hambre que nada lo podrá parar, gracias a esta hormona.

Como hemos visto hasta ahora, el bajar de peso no se trata de comer de forma perfecta, restrictiva y limitante. Es un proceso mucho más complejo y, a la vez, sencillo. Es darte la oportunidad de conocer más a tu cuerpo y escucharlo.

La falta de descanso reparador altera mucho nuestro sistema. Al tener poco conocimiento sobre esto, mucha gente ha normalizado despertar cansada y adolorida, adaptándose a vivir así, asumiendo que es por la edad u otros factores.

Sin descanso, el cuerpo empieza a funcionar como un robot y sobrevives cada día por inercia. Muchas veces, ya ni recuerdas lo que hiciste porque es tan rutinario que no sabes qué pasó. Tu conciencia no está conectada por la falta de descanso y el exceso de estrés. Estás tan concentrado en tus obligaciones que dejaste de registrar muchas cosas, y de lo que menos tienes tiempo es de darle un respiro a tu mente y un descanso a tu cuerpo. Te olvidaste de disfrutar y de vivir; solo eres un cuerpo funcionando como puede: sobreviviendo.

Como parte del tratamiento, les pido a mis pacientes que, al menos una hora antes de irse a dormir, desconecten o apaguen su teléfono celular y, sobre todo, que no se lo lleven a la cama. Les recomiendo que se tomen un té de manzanilla o de azahar, y que en una libreta (no en aparatos electrónicos) escriban todos los pendientes, tanto laborales como personales, que tengan para el día siguiente, por orden de prioridad. Una vez que terminen de escribirlos, les digo que los revisen mientras se acaban su té. Después de esto, lo que sigue es que apaguen todas las luces y, en total obscuridad, pongan su cabeza en la almohada. Con los ojos cerrados, deberán hacer respiraciones profundas, estas son un masaje a nuestros músculos y órganos, bajan nuestra frecuencia cardiaca y tensión arterial. Todo esto ayuda a relajarnos para desconectar el cerebro y empezar a conciliar el sueño.

Me he dado cuenta de que, sobre todo después de los treinta años, ya no se tiene la misma retención de las cosas. Conforme creces, te vas llenando de tareas y responsabilidades. Ya no es solo preocuparte por hacer un proyecto en equipo o estudiar para un examen. Avanzas en edad y crecen las actividades y obligaciones. Luego viene el trabajo y después los hijos. El mantener toda la información de lo que debes hacer por ti, tu familia, tu casa y tu trabajo, provoca estrés. En esta vorágine de tareas diarias, posiblemente estés dejando algunas rezagadas. ¿Por qué? Porque la vida no te da para más. Desde que amaneces, tu cuerpo ya está cansado, porque debido a tantas actividades que tienes que hacer, tu mente estuvo toda la noche trabajando en retener toda esa información en lugar de dedicarse a repararte y renovarte. Lo haces un día o varios, hasta que finalmente se convierte en tu estilo de vida.

Por las prisas, tu cuerpo solo recibe comida rápida o industrializada y mucho refresco o café para mantenerte "despierto". El resultado son años pasando tardes bostezando y sin energía, o lo que se conoce como el "mal del puerco". Días y días llegando a casa de mal humor y rendido sin poder siquiera mantener una conversación con tu familia. ¿Te suena conocido o crees que esto lo saqué de una película de terror?

Un día recibí a Edith en su primera cita, apenas tenía veintidós años y estaba por casarse. Como podrás darte cuenta, su estrés estaba hasta el tope por los preparativos de la boda, además de los de su trabajo. Empecé a planear su nutrición y a explicarle cómo es que funcionan los alimentos. Luego le pregunté: "Cada mañana, ¿despiertas cansada o descansada? Su respuesta fue: "¡Siempre amanezco adolorida y con mucho sueño, como si no hubiera dormido!". Seguí preguntando cómo era su día en cuanto al trabajo y a qué hora acostumbraba irse a dormir. No se dormía tan tarde, pero lo último que hacía era estar viendo el celular mientras conciliaba el sueño.

Edith me había comentado que tenía mucha responsabilidad en su trabajo, además de hacerse cargo de ciertas actividades de su casa y de la planeación de la boda. Le sugerí empezar a desconectarse del teléfono una hora antes de dormir. Le dije que en una libreta hiciera tres columnas. En la primera debía escribir los pendientes laborales del día siguiente, organizados por prioridad; en la segunda, los pendientes o citas que tenía por los preparativos de su boda; y en la tercera, los pendientes que tenía en su casa. Aunque un pendiente suene tan sencillo como "comprar papel higiénico", para nuestra mente todo es importante, y hay que desconectarla de hasta el más mínimo detalle que tengamos rondando en nuestra cabeza para que pueda descansar.

Edith se fue a su casa a empezar su tratamiento de nutrición y, al día siguiente, me desperté con una muy buena sorpresa: me había mandado un mensaje diciendo que empezó a escribir sus pendientes en una libreta con una pluma (así como le dije), hizo sus respiraciones profundas y se durmió. En la mañana, despertó un poco antes de que sonara su alarma. Dijo: "Me levanté enseguida, me sentí súper despierta y sin ganas de seguir en la cama. Fue muy raro. Apenas va empezando mi día y ya me siento mucho mejor. Dormí muy bien, muchísimas gracias".

Gracias a lo que me comparten mis pacientes es que he podido aprender cómo se encuentran, por qué viven tan cansados, tan enfermos y deprimidos. Es un conjunto de falta de nutrición, exceso de estrés y un mal descanso. ¿Te das cuenta de que lo menos importante es que te comas una rebanada de pastel de vez en cuando? Con esto no estoy diciendo que comer pastel sea la solución, debe haber una moderación y un equilibrio. La importancia de los alimentos radica en lo que hacen dentro de nuestro cuerpo y no en las calorías que tienen.

Es igual de importante aprender a liberar el estrés que se acumula en el día y descansar bien durante la noche, como la nutrición que necesita nuestro cuerpo. He visto muchos ejemplos de cómo la nutrición puede verse truncada al no poder canalizar el estrés en días, ni lograr un descanso reparador.

Daniel llegó a su consulta subsecuente diciendo que había tenido una semana de terror, llena de trabajo, además de haber hecho un viaje relámpago, lo cual le hizo acelerar sus pendientes en la oficina. Me entregó su registro de alimentos y observé que tuvo un buen equilibrio y combinación en su consumo de alimentos. Había recibido suficiente nutrición. Sin embargo, a la hora de pesarlo, no hubo variación con respecto a la cita anterior. Teniendo de referencia su "semana de terror" y viendo que la alimentación no tenía nada que ver, le pregunté cómo había estado despertando y si había podido hacer los ejercicios para canalizar el estrés. El dijo que no, llegaba rendido y apenas alcanzaba a cenar algo. Lo único que pensaba era en llegar a su cama. No batallaba para quedarse dormido, lo hacía de inmediato, pero toda la semana se estuvo despertando adolorido de la espalda, sus pies y manos estaban hinchados e, incluso, ciertos días, amaneció con dolor de cabeza. Se le olvidó también hacer sus respiraciones profundas por querer llegar a dormir de inmediato.

Al no darle oportunidad a nuestra mente de desconectarse en la noche, solo estamos truncando el trabajo de reparación que tiene que hacer nuestro cuerpo que, por cierto, es lo más importante. Esto no sucede en el día, aunque tomes una siesta; nuestro cuerpo sabe cuándo es de día y cuándo es de noche. Digamos que ponemos toda esa reparación en pausa y, por esto, te cuesta tanto trabajo despertar. Amaneces peor, cansado y adolorido, y te levantas como un muerto viviente. ¿Te suena familiar?

Todo es tan sencillo como poner un alto y darte cuenta de qué le estás haciendo a tu cuerpo y qué le estás ofreciendo para que funcione. No es coincidencia que cada día te sientas más cansado, con más sueño, que la gastritis aparezca con más frecuencia, que tus extremidades estén hinchadas siempre, que se te caiga el cabello o que estés más irritable y de mal humor. Te perdiste en la rutina y en el acelere diario. No te has dado cuenta de que tu cuerpo es una máquina que no exige perfección, solo atención; que necesita mantenimiento y combustible, y que es más importante que tu carro, al que sí le das todo lo que necesita. ¿No se te hace injusto? ¿Qué pasaría si a tu carro no le pones gasolina y además lo dejas sin aceite?, ¿arrancaría? ¿Por qué pensar que nuestro cuerpo funciona sin alimentos adecuados ni un descanso correcto? ¿Con qué crees que se sostiene?

Otra herramienta que ayuda mucho a desconectar nuestra mente es tener un pasatiempo o una actividad diferente a tu rutina (quizá no diariamente, pero al menos una vez a la semana), y una conciencia más plena sobre lo que necesitas y quieres. ¿Cuándo fue la última vez que hiciste algo que te gustaba y practicabas cuando eras más joven?, ¿recuerdas la última vez que te fuiste de paseo a un parque con toda tu familia?, ¿hace cuánto que no has hecho un pícnic? No necesitas mucho para empezar a desconectarte de la rutina, solo debes comenzar a ponerte atención. Tenemos que intentar volver a lo básico, como cuando éramos niños, estar menos apegados a la tecnología, o solo la necesaria, y hacer más actividades reales como: dibujar, leer, caminar, jugar juegos de mesa, escribir, armar rompecabezas, tocar un instrumento, andar en bici o en patines, etc.

Un día llegó Rogelio a su cita subsecuente con una crisis de psoriasis, una afección cutánea que provoca enrojecimiento e irritación en la piel, que tiene relación con episodios de estrés y se manifiesta mucho más en esta etapa. Había mencionado que estaba pasando por una etapa muy cargada de trabajo y que descansaba muy poco por las noches. Su alimentación era adecuada y sí, tuvo un avance, pero no como esperábamos. Lo más importante, en esa ocasión, era poder ayudarle a disminuir la crisis, ya que le causaba dolor y mucha incomodidad. Le pregunté si, además de escribir sus pendientes, tenía algún pasatiempo. Él me dijo que cuando era soltero tocaba la guitarra, pero que desde que se había casado, habían aumentado sus responsabilidades y disminuido su tiempo libre, por lo cual ya no lo hacía. Le pedí que se diera diez minutos antes de irse a dormir, desempolvara su guitarra y la tocara. En la siguiente cita, venía mucho más tranquilo, incluso la psoriasis había disminuido considerablemente. Le pregunté cómo le había ido en la semana, si había tenido oportunidad de hacer ese pasatiempo olvidado y, en efecto, me contó que pasó una hora tocando la guitarra y que había olvidado lo bien que lo hacía sentir. No solo lo hizo un día, sino todos los días. Concluyó diciendo: "Dormí muy bien, valió la pena cada hora que invertí".

¿Ya te diste cuenta? Los alimentos no son los únicos culpables de hacerte "enflacar" o "engordar", la nutrición va mucho más allá de eso, de privarte o seguir una dieta al pie de la letra. El balance perfecto es una mezcla entre la nutrición que requiere nuestro cuerpo por medio de los alimentos, pero también de esos pequeños apapachos que necesitas darle a tu mente y a tus emociones. Estas últimas son una parte fundamental para crear un equilibrio mente-cuerpo. Tú has decidido no dárselos, tú has decidido tener el cuerpo que tienes, y no me refiero al peso (créeme, es lo menos importante), sino a su desempeño.

Por la falta de descanso es que ahora las enfermedades están empezando a aparecer a edades más tempranas, ya que la mayoría no sabe lo perjudicial que es para la salud el no dormir y no descansar. Mientras más estrés generes y menos descanses, tu sistema inmune más se deprime. ¿Has notado que después de una etapa fuerte de estrés te da gripa, colitis o algún otro evento relacionado con tu salud? Esto es porque, mientras que estás en la etapa de estrés, tu cuerpo no va a decaer. Durante el estrés se libera cortisol, como lo comenté anteriormente, y mientras este aumenta, nuestro sistema inmune se deprime, así que, una vez pasando este episodio, en cuánto comienzas a relajarte, vienen las primeras señales de enfermedad debido a un sistema inmune deprimido y una alimentación deficiente.

No se trata de que te angusties porque comiste algo "malo", esto no ayuda a tu cuerpo a evitar la diabetes. Lo que nos enferma no es solo consumir azúcar, harinas, grasas o cualquier otro alimento que etiquetes como "pecado", sino la ausencia de todos los alimentos con valor nutritivo que necesitan nuestras células para trabajar cada día.

La energía que gastas en preocuparte por haber comido una rebanada de pastel mejor inviértela en nutrir a tu cuerpo con los alimentos que necesita. No está mal que de vez en cuando disfrutes de un alimento que no nutre; la comida no es tu enemiga, no hay comida buena ni mala, como he mencionado antes. Solo empieza a enfocarte hacia el lado de lo que necesitas y no de lo que hiciste mal. Ya has pasado muchos años a dieta, privándote, juzgándote y regañándote, así que es momento de que comiences a abrir tu conciencia y darte la oportunidad de hacer algo diferente por tu cuerpo: quererlo y nutrirlo.

Nuestro cuerpo es una máquina perfecta que aguanta mucho. Desafortunadamente, hay veces que se tarda en mandar señales de falta de nutrición y descanso o, en otras ocasiones, nosotros no queremos escucharlas. De una u otra manera, manda la factura dependiendo de cuánto hayas tardado en escucharlo y atenderlo. ¿Crees que la gastritis es normal?, ¿crees que levantarte en la mañana y tomarte una Ranitidina es normal para tu cuerpo y lo que necesita?, ¿crees que así funcionaría si lo tuvieras atendido como se debe?, ¿crees que evacuar cada tercer día y que estés estreñido es normal?

No se trata de cuánto pesas, se trata de que somos un conjunto de materia, mente y emociones mal atendidas. ¿Qué has hecho con tu cuerpo los últimos diez, quince, veinte, treinta o cuarenta años? Trabajar tu cuerpo al máximo, sin nutrición y sin descanso, además de esperar y exigirle que funcione bien y que esté delgado a la semana de haber hecho una dieta, es ilógico. Es momento de que te detengas y comiences a analizar y recapitular qué has hecho con el cuerpo que tienes hoy en día y cómo se siente, para redireccionar tus hábitos en pro de una salud integral.

Capítulo 2
La culpa de comer

Al igual que el estrés y la falta de un descanso reparador, las emociones también intervienen en el proceso de pérdida de peso. Te puedes llegar a sorprender del alcance e impacto que tienen en tu cuerpo.

Algo que he aprendido a través de mis pacientes es el impacto negativo que puede llegar a tener un alimento en ellos, por el simple hecho de pensar que comerlo es malo y que engorda. Muchas personas han creado una mala relación con ciertos alimentos desde su infancia, influidos en gran parte por conductas aprendidas en casa.

Irene hizo su primera dieta a los diez años de edad, por idea de su mamá (porque claro, a esa edad no se tiene conciencia de qué es una dieta). Me he topado muchos casos de mujeres que han hecho su primera dieta en la infancia, cuando su cuerpo aún no ha cambiado, ni han pasado por la adolescencia, y ya está siendo manipulado por la restricción de las dietas. Me causa tristeza e impotencia ver a tantas mujeres adultas muy lastimadas porque sus madres, que siempre estuvieron a dieta, pensaron que el cuerpo de sus hijas era incorrecto porque no estaba flaco, cuando apenas eran unas niñas. Esto es, evidentemente, una proyección de la mamá en la hija, sin darse cuenta del daño que causan. Así empieza la mala relación que las mujeres crean con los alimentos y con su cuerpo: aprendiendo desde niñas que lo importante es no engordar.

Siempre voy a estar agradecida con la confianza que mis pacientes han depositado en mí, esto me permite ayudarlas a sanar la relación tóxica que tienen con los alimentos y con su cuerpo, como modo de vida impuesto.

Irene es una paciente que, a la par de mis consultas, tomaba terapia psicológica. La terapia siempre ayuda porque te haces más consciente de todo. Ella me compartió que tenía una muy mala relación con su mamá. Recuerda que desde niña siempre estaba preocupada por lo que comía, y que la restringía con una dieta. Irene era menospreciada y comparada con su hermana. Su mamá le decía: "¡¿Por qué no eres flaca como tu hermana?!". Imagina el impacto de estas palabras en una niña de diez años que ni se ha desarrollado. ¿Cómo crees que estaban sus emociones?, ¿cómo podría ella lograr una buena relación con los alimentos y querer a su cuerpo?

Irene fue víctima de la obsesión de su mamá por tener un cuerpo flaco. En una ocasión, me dijo: "Cuando veo mis fotos de esa edad, me doy cuenta de que mi cuerpo no tenía ningún problema, ni estaba gordo, como decía mi mamá. Mi cuerpo era el de una niña, pero yo no tenía manera de saberlo".

Irene ha sanado su relación con los alimentos y con su cuerpo. Con el tratamiento que tuvimos, aprendió a ver a los alimentos como los nutrientes que su cuerpo necesita día a día, no solo por una temporada, como hacía con las dietas. Aprendió también a querer a su cuerpo y se dio cuenta de que nunca fue erróneo, que no era incorrecto, como le hicieron creer. Al igual que muchas de mis pacientes que van sanando su relación con los alimentos y su cuerpo, Irene empezó a perder el peso que había adquirido en sus múltiples dietas; las cuales, más que ayudarla, la perjudicaron acumulando kilos de frustración, de prohibición, de culpabilidad y de restricción, que se hacían reales en la báscula. Hoy ella come con libertad.

Es imposible que las mujeres puedan lograr el cuerpo que quieren porque, precisamente, les enseñaron a no quererlo. Aprendieron a querer el cuerpo de alguien más, a compararse todo el tiempo, a juzgarse y a hacer hasta lo imposible por lograr un cuerpo flaco, sin tener conciencia de lo que son sus órganos y sus emociones, ni de lo que hacían con estos. Las dietas de restricción han tenido tanto éxito porque logran lo que desesperadamente las mujeres están buscando: adelgazar rápidamente. Como desconocen lo que pasa en su cuerpo, esta pérdida de peso las hace felices por unas semanas, quizá meses, hasta que viene todo el problema de desnutrición y de salud que acarrean las dietas.

La situación está muy mal, y se va a poner peor, de no enseñarles a las personas, sobre todo a las mujeres, el valor de su cuerpo. Uno de mis trabajos es ayudarlas a sanar su metabolismo y sus hormonas, pero lo más arduo es sanar sus emociones, que recuperen la confianza de comer y que pierdan el miedo a los alimentos.

Algo que veo todos los días en mi consulta, en el noventa por ciento de mis pacientes, principalmente mujeres, es que, a pesar de mejorar mucho su nutrición, el peso no se mueve. Esto no tiene que ver con lo que comieron, sino con el estrés de tener que bajar de peso. Este les genera angustia, frustración, tristeza y desesperación. Al no moverse la báscula, la reacción inmediata de cualquier mujer es culparse de que no lo hizo bien y pensar en restringirse más, cuando esa no es la solución. Quiero compartirte por qué perder peso se ha vuelto un verdadero calvario en la mayoría de las mujeres. Estas razones no las dice ningún libro, están basadas en mi experiencia profesional.

Ponerte a dieta

El simple hecho de pensar que se acerca la fecha en que debes ponerte a dieta nuevamente, porque ya no te queda la ropa, viene la boda de tu mejor amiga, vas a ir a la playa, o porque es enero y "ya toca", se convierte en tu principal preocupación. Desde ese momento empieza el calvario por el que pasas cada determinado tiempo. Respiras profundamente y buscas cualquier método, cada vez más drástico, para empezar la dieta el siguiente lunes, como es típico.

Como dije anteriormente, al referirme a "dieta", hablo de los métodos que han existido para restringir alimentos a las personas, cuyo único fin es perder peso. Desafortunadamente, en la cultura de las dietas hay muchas modas o "remedios mágicos" que te prometen bajar de peso lo más rápido posible, lo que las hace muy atractivas. Pero estos métodos, por lo general, no te ofrecen nutrición, ni un bienestar integral de salud. Por lo regular, todas estas dietas son restrictivas y están centradas exclusivamente en la pérdida de peso, no se preocupan por tus hormonas, el manejo del estrés, el descanso reparador ni, mucho menos, por tus emociones.

Nos inculcaron desde siempre (incluso a mí durante la carrera) que para estar saludable hay que bajar de peso, y que es necesario hacer un régimen con base en el conteo de calorías. Hoy en día, después de dieciocho años de graduada y con la experiencia de tratar pacientes con vidas reales y muchas emociones de por medio, puedo decirte que las dietas son lo peor que pudo pasar. Estas imponen un tipo de alimentación basada en contar calorías y gramos, y en fomentar la culpa por comer algo "prohibido". Las dietas no enseñan lo verdaderamente importante para nuestro cuerpo: para qué sirven los alimentos y para qué necesitamos la nutrición que nos ofrecen.

El paciente es un ser humano con emociones, tiene reuniones, cumpleaños, navidades, fines de semana, días malos y buenos, y el tiempo limitado. Su estrés y su cansancio no le permiten seguir al pie de la letra una dieta. Sentirse restringido de comer algo que emocionalmente necesita, o que simplemente se le antojó, lo hace comer compulsivamente. Una vez terminado el atracón, viene la culpa y el remordimiento porque solo piensa: "Ya la regué", "Ya me salí", "Rompí la dieta", "No tengo fuerza de voluntad", "No sirvo para esto". Estos pensamientos lo hacen comer aún más.

Las dietas nos desconectan de nuestro cuerpo. Las personas no tienen conciencia de lo que comen, ni de si realmente quieren cierto alimento. La prohibición es la que hace que terminen comiendo sin parar. Luego, suelen sentir miedo de subirse a la báscula "porque lo hicieron mal". Independientemente del resultado, son juzgados y regañados porque se salieron de la dieta y deben "echarle más ganas". El profesional de la salud ni siquiera se dio por enterado (no generalizo, pero es muy recurrente que suceda) que su paciente tuvo una pésima semana, llena de estrés y falta de descanso, y que tampoco tuvo tiempo de comer. Así como esta, hay muchas razones por las que las dietas no funcionan ni son sostenibles a largo plazo.

Cuando conocí a Cecy, no imaginé el gran reto que sería su caso. Ella ha sido la paciente que más lastimada he recibido por las dietas y que, para ser sincera, no sabía si lo íbamos a lograr. Nunca había conocido a una persona que tuviera tanto miedo de comer. Conozco a muchas mujeres que comen con culpa, pero Cecy era un grado extremo. Ella se restringía al máximo de lunes a viernes, se "portaba bien", como las dietas enseñan, y tenía el sábado y el domingo "libres". Esos días comía compulsivamente, sin saciedad. Comía y comía hasta el hartazgo, y el lunes comenzaba nuevamente con la dieta, sintiéndose terriblemente mal por todo lo que había comido el fin de semana, al grado que se la pasaba llorando todo ese día. Ella se mataba también haciendo ejercicio para tratar de limpiar su culpa, como si este fuera un castigo por haber comido.

En la primera cita, Cecy lloró al contar lo mal que se sentía, pues no sabía qué hacer para salir adelante. En la última dieta que había hecho le quitaron los carbohidratos, por eso sentía tanta culpa al comer. Ni siquiera podía comer cebolla, porque le dijeron que al cocinarla se caramelizaba y que eso "también era azúcar". Lo que puedo contar aquí es poco, comparado con todo lo que Cecy vivió. Lo más grave fue que había perdido su ciclo menstrual después de esa dieta. Además de ayudarla a sanar su relación con los alimentos y con su cuerpo, era importante trabajar para que su menstruación regresara. Después de cuatro o cinco meses de tratamiento, lo logramos. Cecy estaba feliz, aunque seguía muy enfocada y preocupada por bajar de peso, y viendo a los alimentos como "de dieta" o "no dieta". La otra parte del tratamiento era sanar esa relación y que comiera con libertad.

Una vez estuvo a punto de tirar la toalla porque, enfrentar este tipo de miedos y romper con todas las ideas de destrucción que las dietas crean, es un trabajo catártico.

Unos dos meses antes de darla de alta, la veía con un semblante muy diferente, como en paz y feliz. Al hacer mención de esto en una de las citas, me dijo: "¿Sabes qué, Mariana? Ya no pienso nada acerca de los alimentos, si me van a engordar o no; ya solo pienso en si me van a nutrir. Si me como algo dulce, no siento miedo, solo lo disfruto. Preparo mis comidas con gusto. Ahora disfruto del ejercicio. Desde que empecé a dar clases y ayudar a otras personas, me siento mejor. Ya no tengo miedo, ya me siento libre". No puedo explicar la emoción que sentí cuando Cecy me dijo todo esto. Tenía la piel chinita y sentía ganas de llorar de felicidad, de saber que habíamos logrado aquello que a veces veíamos tan lejano, incluso imposible. Lograr que una persona pueda comer con libertad y disfrutar es una de mis más grandes satisfacciones. Fue un año y medio de tratamiento, de altas y bajas, de sentir que había un retroceso, pero también de mucha evolución y aprendizaje.

Muchos pacientes me han comentado que, en ocasiones anteriores que han intentado bajar de peso con alguna dieta de restricción, en sus citas no les preguntan qué comieron, cómo se sintieron, cómo estuvo su descanso, ni su manejo de estrés; solamente los pesan y los miden. Sin los resultados deseados, el paciente, con todo el miedo del mundo, confiesa que rompió la dieta, como si hubiera cometido un crimen. Entonces recibe un regaño y la siguiente hojita que, por cierto, no es personalizada, para que la siga al pie de la letra. Eso es todo el tratamiento, si es que se le puede llamar así. Falta mucha comprensión y empatía hacia el paciente.

Hay casos peores en los que está de por medio alguna pastilla "mágica" o algún supuesto producto "quema grasa". No existe ninguna pastilla, malteada, producto o gel "quema grasa", *detox* o menjurje que te haga perder peso. Solo son ganchos para mantenerte en una ilusión y en un círculo vicioso interminable, dañando a tu cuerpo cada vez más.

Debido a la cultura de las dietas, la mayoría de las personas creen que la nutrición también es algo temporal, cuando esta es necesaria en todos los días de nuestra vida.

Las dietas son insostenibles, es un martirio vivir de esa manera. El mucho o poco peso que logras bajar, regresa; a esto se le conoce como "rebote". Todos los antojos que evitaste obligadamente por estar a dieta se convierten en una deuda de hambre que, finalmente, tu cuerpo va a cobrar exigiéndote más comida, sin dar señales de saciedad.

El rebote no solo es de kilos extra, sino de daños a nivel hormonal, metabólico y emocional, causados por tantos cambios bruscos de alimentación que, además de no ser sostenibles, tampoco son compatibles con la vida.

Las personas requieren de algo adaptado a sus necesidades y a su vida real. Sobre todo, necesitan una educación nutricional y una concientización sobre los alimentos que requiere su cuerpo: para qué sirven, cómo equilibran y cómo funcionan en su organismo. Precisan palpar los beneficios de nutrir desde adentro y cómo esto se refleja en la salud, no solo en el peso. Las personas no necesitan más restricciones, ni que les sigan recordando que lo están haciendo mal, así han vivido por años y sigue sin haber un cambio positivo en la población, al contrario, la situación de salud es cada vez más alarmante. De todo esto, en gran medida, las dietas han sido las responsables.

La mala relación que tienes con los alimentos

Las dietas solo enseñan a etiquetar los alimentos como "buenos" o "malos", "enflacan" o "engordan". La realidad es que los alimentos tienen muchísimas funciones maravillosas dentro de nuestras células.

La razón por la que la mayoría de las personas no bajan de peso, además de la exigencia de terceros opinando sobre sus cuerpos, es porque siguen pensando en dieta, y en hacerla perfecta. La gente vive peleada con distintos alimentos, tanto los que nos ayudan a nutrirnos, como los que debemos aprender a disfrutar. Un ejemplo de esto son las frutas y las verduras. La mayoría de las personas las tiene encasilladas como alimentos "de dieta". Las rechazan porque no les han enseñado que sus funciones son de vida, más allá de si ayudan o no a perder peso. No tienen claro que los billones de células de las que estamos hechos necesitan y merecen los nutrientes que estos alimentos aportan para que cada uno de nuestros órganos funcione correctamente.

Es curioso que, en diciembre, la gente piense que no es tiempo de nutrirse. He oído muchas veces: "¡Ay no!, ¿comer verdura ahora?, ¡ni que estuviera a dieta! Hoy pura 'engordadera'; ya en enero, me mato de hambre". Como si nuestras células funcionaran por temporadas y pusieran un letrero el primero de diciembre que dijera: "Este mes no se trabaja, por lo tanto, no necesitamos nutrientes". ¿Qué crees?, en diciembre nuestro cuerpo también tiene células que trabajan para mantenerte vivo, que tu intestino funcione, tus pulmones respiren y tu hígado y riñones se desintoxiquen.

Todas estas reacciones son normales cuando nadie nos ha explicado para qué sirven los alimentos. Cada persona solo conoce y aprende lo que ha vivido en casa. Por eso, si mamá estaba a dieta, seguramente se seguirá ese mismo patrón. Nadie nos explicó que las frutas y las verduras son alimentos que todos necesitamos, independientemente de nuestro peso. Las emociones que entregas a los alimentos son las que te han impedido hacer un cambio real en tu salud y tu cuerpo. Comer fruta y verdura no representa "estar a dieta", y comer una rebanada de pastel o una galleta tampoco representa "culpabilidad y remordimiento".

Debemos llamar a los alimentos como lo que son, sin emociones de por medio, sin etiquetas de "dieta", "light" o "pecado". A mis pacientes les enseño a no apodar a los alimentos, porque esto sigue programando al cerebro a asociar las frutas y verduras con "dieta", o al pastel con "pecado".

La relación que se tiene con aquellos alimentos que solo deberíamos disfrutar por su sabor (pastel, galletas, etc.) es de miedo y de culpa porque a muchas personas les han enseñado desde niños o adolescentes que estos engordan y no se deben comer. Si tuviste un problema de peso desde la infancia, estos alimentos habrán sido aún más restringidos y satanizados para ti. Claro, no son alimentos que aportan algún beneficio a nuestra salud, incluso son parte del problema que existe en nuestro país; pero, la realidad es que no han sido los únicos culpables.

¿Cuántas veces has sufrido antes de una reunión porque no sabes qué va a haber de comer?, ¿te has quedado sin comer en tus compromisos sociales por estar a dieta?, o peor, ¿te has llevado un recipiente con la comida o cena que te toca comer, porque la hojita dice que el lunes por las noches es "queso panela guisado"?

Las personas no pueden mantener el peso que han perdido de forma drástica debido a las emociones que le entregan a los alimentos. Esto se debe a que bajaron de peso mediante un proceso no saludable, fueron kilos quitados a la fuerza y a como diera lugar, sin importar si había nutrición de por medio o no. Solo se trató de contar calorías y restringirse.

Durante varios meses, hice una encuesta con mis pacientes para ver las emociones que depositaban en los alimentos. En cada consulta, les preguntaba: "¿A qué te sabe el pastel?". Puedo decirte que casi el cien por ciento de mis pacientes hombres me contestaron de una manera similar. Primero, con una cara de extrañeza, repetían la pregunta, y con un signo de interrogación en la frente, contestaban: "Pues a dulce". Yo les decía: "¿A qué más?". Y respondían: "Sabe bueno". Es decir, la relación que los hombres tienen con el pastel, o con algún alimento similar, es simplemente lo que el alimento es y a lo que sabe, sin ponerle etiquetas, ni emociones. Es un pastel, sabe dulce y bueno.

Cuando hice esta misma pregunta a las mujeres, me quedé impactada con la reacción y la emoción que la palabra "pastel" les ocasionaba. Se encogían como si alguien las estuviera regañando, se desencajaban y angustiaban. Me quedé helada al ver tantas emociones en sus ojos y en su lenguaje corporal. Ante la pregunta "¿A qué te sabe el pastel?", casi el cien por ciento de ellas me contestó: "Engorda", "No puedo", "Es pecado", "Es prohibido", "No debo", "Tiene muchas calorías" y otras respuestas similares. Ninguna respondió que sabía dulce o lo describió como lo que es: un pastel. Me quedé impactada. Reiteré que el poder de la culpa que ejerce ese alimento sobre la mente de cada mujer es uno de sus mayores impedimentos para bajar de peso. Esto también las impulsa a que, cuando lo comen, lo hagan con ansiedad y sin conciencia, sin preguntarse a qué sabe o si realmente lo quieren. Comen este tipo de alimentos solo por la emoción de que son prohibidos.

Los kilos no regresan nuevamente porque te comas una rebanada de pastel, sino por toda esa ansiedad que sientes de comer todo lo que te prohibieron por "estar a dieta", y finalmente comer de manera desmedida. Esto ocasiona esta mala relación con los alimentos porque dejas de verlos como algo delicioso o preguntarte si realmente los quieres. Al creer que existen "alimentos prohibidos", desarrollas una rebeldía por comerlos sin medida. Y, aquellos "alimentos obligatorios" en la dieta, no los quieres comer nunca.

La nutrición no está peleada con que puedas disfrutar de unos ricos churros en una posada. Lo importante es no dejar de nutrirte, como lo haces todos los días, no porque sea diciembre o fin de semana tus células van a dejar de necesitar nutrientes para mantenerte vivo. No se trata de vivir en extremos: "Me pongo a dieta y me mato de hambre", o "Ya me comí algo 'prohibido', entonces ya me como todo mal".

Cuando mi familia y yo llegamos a vivir a Monterrey, procedentes de la Ciudad de México, mis papás notaron que en nuestra nueva ciudad no se acostumbraba comer frutas y verduras diariamente. Desde niña, para mí era normal ver en la cocina de mi casa una canasta llena de diferentes frutas y que mi mamá nos diera algunas durante el día: en el desayuno, en el lunch de la escuela, de postre en la comida y como merienda. Mi día a día estaba lleno de frutas, y las verduras siempre estaban presentes en todas las comidas. Cuando mi mamá invitó por primera vez a sus nuevas amistades a nuestra casa, se percató de que, de alguna forma, etiquetaban a los alimentos. En esa visita, una de sus amigas, al ver la canasta de frutas, le preguntó si estábamos a dieta. Mi mamá no supo qué responder o, más bien, no sabía por qué le preguntaban eso, ya que había vivido ajena al mundo de las dietas. Su amiga le explicó que la pregunta era porque vio que había mucha fruta en la casa. Extrañada, mi mamá solo contestó que no, que siempre la consumíamos. El comentario de su amiga fue: "¡Ah, qué raros!".

¿No te parece triste que las personas piensen que es raro comer frutas o verduras, cuando en realidad es una necesidad de todos los cuerpos? ¿No es triste ver cómo la gente te juzga por comer saludable, diciéndote "raro"? Está tan normalizado comer mal que a comer saludable le llaman "estar a dieta". Mi razón de ser nutrióloga no tiene relación con esto, yo crecí en una familia donde era normal comer frutas y verduras. También consumíamos pastel y dulces esporádicamente, así como refrescos cuando había alguna reunión. A mis hermanos y a mí nunca nos dijeron que eran malos o que engordaban, solo que el pastel era para celebrar un cumpleaños, y el refresco para las visitas o cuando íbamos a un restaurante. Así crecimos y se hizo un hábito. A mí también me han dicho rara porque me gustan mucho las verduras y porque genuinamente puedo rechazar algo dulce porque no se me antoja, no porque sea "prohibido", como la mayoría de las personas lo ve.

Durante unas vacaciones en Cancún, que tomé junto a varias personas, fuimos a comer al restaurante del hotel. Yo ordené una hamburguesa con papas porque no me gustan los mariscos. Luego vi que en el menú había ensalada de nopales, que amo con locura, así que no dudé en pedirla también. Inmediatamente escuché decir a una de las personas que me acompañaban: "¡Ay, qué *light*, nutrióloga!, ¡hasta en las vacaciones estás a dieta!". Sinceramente, no suelo responder estos comentarios porque los recibo mucho y estoy acostumbrada a ellos, pero esta vez sí lo hice: "No, no estoy a dieta, la diferencia es que para ti los nopales significan eso, pero yo los veo solo como verduras o como cualquier otro alimento, así como la hamburguesa que pedí". Me parece justo frenar este tipo de comentarios, y también les enseño a mis pacientes a hacerlo. Es bueno enseñar a las personas a dejar de juzgar la manera de comer de los demás.

Es vital comprender que nuestro cuerpo necesita frutas y verduras por todo el aporte de vitaminas, minerales, fibra y fitonutrientes esenciales que aportan a nuestros órganos. Las frutas y verduras son, en realidad, nuestras mejores aliadas.

Los alimentos solo deberían conocerse por la función que hacen dentro de nuestro cuerpo, por la nutrición que aportan y por cómo podemos disfrutarlos. Comer debería ser solo un placer, no un sufrimiento.

El pastel se llama pastel, y se sirve para festejar un cumpleaños. Sabe dulce. La manzana se llama manzana y ayuda a mantener estable el nivel de glucosa, nos aporta energía, ayuda al buen funcionamiento de nuestro sistema digestivo y a bajar el nivel de colesterol en la sangre. Y así deberíamos de ver todos los alimentos.

Adriana llegó a su cita subsecuente. Desde que iniciamos el tratamiento de nutrición, le enseñé cómo podía convivir con todo tipo de alimentos. Le expliqué cómo alimentarse con conciencia plena, es decir, elegir qué quiere comer por gusto y no por emoción. Si era un pastel, que se concentrara en lo que alcanzaba a ver de este: de qué sabor es el betún, si el betún tiene otros ingredientes, si es de tres leches, de chocolate o vainilla, etc. Le dije que hiciera a un lado los pensamientos de prohibición o de que comerlo es "malo". Que, antes de comerlo, hiciera una recapitulación de la nutrición que le ha dado a su cuerpo y, con base en eso, comerlo porque realmente lo elegía a conciencia y no por ser algo "prohibido". También le mencioné que, al estarlo degustando, se concentrara en el sabor, en la textura, en los ingredientes. Que hiciera conciencia de si lo que había elegido al verlo, coincidía con lo que estaba saboreando.

A la semana de nuestra última cita, llegó muy contenta porque, además de haberse sentido mucho mejor de su intestino (con más y mejores evacuaciones), había tenido una reunión en la que hubo pastel y aplicó el ejercicio que le enseñé: comer con conciencia. Los pasos que realizó internamente fueron los siguientes:

1.   Hizo mentalmente un resumen de la nutrición que le había dado a su cuerpo.

2.   Analizó el pastel antes de comerlo para saber si realmente lo quería.

3.   Decidió que sí se le antojaba y que sí elegía comerlo.

4.   Al comerlo, se concentró en los sabores y en las sensaciones que le ocasionaba.

Le pregunté: "¿Y qué pensaste mientras lo comías?". Me dijo con los ojos vidriosos y muy conmovida: "Mariana, hacía años que un pastel no me sabía tan bueno, o más bien, ni siquiera recordaba cuándo había sido la última vez que comí pastel sin que me supiera a culpa. Esta vez tomé la decisión de que sí lo quería, podía comerlo, y que no tenía nada de malo. ¡Me supo a gloria!". Continuó: "Y ni siquiera me lo acabé, me di cuenta de que mi cuerpo me frenó. ¡Parecía magia! Paré porque sentí que ya era suficiente dulce y no quería más. En el pasado, me hubiera comido esa rebanada y varias más, sin darme cuenta". Esto es comer con conciencia y con atención plena, dejando a un lado las etiquetas y las emociones.

Reconciliarse con las circunstancias es también entender que no siempre vas a tener días buenos y maravillosos para poder nutrirte a la perfección. Si un día se sale de control (como muchas veces sucede) y tienes que comer en la calle porque no alcanzaste a llegar a preparar tu comida o se te olvidó el *lunch* en tu casa, no te frustres por ello. Necesitas entender que no todo el tiempo se puede comer perfecto, porque así es la vida. Se trata de aprender a crear un estilo de vida en el cual la base de todos tus días, de lunes a domingo, sea la nutrición, no porque estás a dieta, sino porque estás vivo. Acepta que fue un día malo y, al siguiente, continúa con tu nutrición.

En una ocasión, Mariela me pidió reprogramar su cita para, en la semana, nutrirse mejor y tener buenos resultados. Había tenido días muy complicados y no había podido "seguir la dieta" como ella quería. Le expliqué que, a diferencia de cualquier dieta a seguir, estábamos trabajando en la nutrición de su cuerpo y que, por lo mismo, no importaba si había tenido una semana complicada, lo importante era evaluar cómo había reaccionado su organismo a lo mucho o poco trabajado. Finalmente, no la pospuso y llegó a su cita.

Revisé su registro de alimentos y, en efecto, no había tenido un comportamiento habitual, comparado con otras semanas. En ocasiones, retrasó su comida. Tampoco ingirió la suficiente fruta y verdura. Su rutina había sido atípica porque recibió a unos clientes de un nuevo proyecto, esto le demandó levantarse más temprano y no alcanzaba a preparar su comida y llevársela. En lugar de comerse tres frutas a diario, como siempre hacía, solo pudo comerse una, o dos, en ciertos días. Disminuyó un poco el consumo de agua natural y no pudo comer tantas verduras como acostumbraba.

Mariela estaba realmente afligida, hasta que le pregunté: "¿Cómo te sientes?". Me contestó: "No me siento mal, no fui tanto al baño, pero no pienso que haya aumentado de peso, a pesar de que tuvimos varias comidas y cenas en restaurantes. Tuve que adaptarme a comer lo que pedían los clientes, y no fueron comidas tan adecuadas. Pero bueno, dentro de lo que pude, no dejé de comer fruta a diario". La pesé, y vimos que había tenido un buen avance (no como el habitual), pero sí era muy notorio en sus medidas. Ella se quedó sorprendida. Le dije que recordara que estaba en un tratamiento de nutrición, que estamos ayudando a su cuerpo a recibir lo que necesita, y lo había estado recibiendo, por eso tuvo resultados.

Nuestro cuerpo no es tan exigente, simplemente pide que todos los días lo nutras, como un compromiso de salud con él. Si, por circunstancias extraordinarias, en algún momento no puedes hacerlo, no habrá un impacto que lamentar ya que tu cuerpo está nutrido. Lo más importante es nunca soltar nuestros nutrientes.

Para terminar, le dije a Mariela que sopesara que, a pesar de que no había sido una semana tan buena, era mejor de las que tenía antes de empezar a nutrirse. En el pasado, su cuerpo recibía fruta alrededor de dos veces por semana; no tomaba agua, solo refrescos; tampoco comía verduras. Siempre hay que valorar todo lo que se ha mejorado, todo cuenta, por más pequeño que lo veas.

Nuestro cuerpo es perfecto y funciona maravillosamente cuando está nutrido. No exige una alimentación perfecta o al pie de la letra. Lo que necesita es que tengas respeto y consideración de los alimentos que requiere para trabajar bien. Es impactante la magia que crea la nutrición y el apapacho que le damos. Nunca vas a tener las condiciones perfectas, todas las semanas, para lograrlo, pero siempre tendrás la oportunidad de trabajar un poco mejor por tu cuerpo. Solo dale la nutrición que tanto quiere y necesita, y él se encargará del resto.

Falta de concientización sobre nuestro cuerpo

Otra de las razones que nos impide llegar a un peso, o mantenernos en el que tenemos, es la falta de conciencia sobre nuestro cuerpo. Lo único que nos han enseñado acerca de los alimentos es a restringirnos para llegar a un peso exigido, porque hemos crecido en una cultura donde se supone que un peso ideal es sinónimo de felicidad y belleza. Nos vendieron muy bien esa idea.

Pero ¿sabes cómo funciona tu cuerpo? ¿Sabías que para que nuestros órganos funcionen como debe ser, nuestras células necesitan un combustible proveniente de cierto tipo de alimentos? Ese combustible necesario para que nuestros órganos funcionen, en gran parte, proviene de las frutas y verduras.

Hay que hacer conciencia de que las frutas y las verduras cumplen funciones de vida dentro de nosotros. Nos entregaron un cuerpo perfecto, capaz de autosanarse, pero, con el tiempo, lo hemos ido echando a perder. Nuestro cuerpo es único y no hay tiendas de cuerpos para reemplazarlo, como tampoco de órganos. Si poco a poco lo vamos descuidando, nuestra calidad de vida disminuirá; el resultado que tenemos hoy, tanto de peso como de salud, es causado por los alimentos que decidimos darle o negarle. El peso que tanto te ha molestado durante años no se acumuló solo porque sí. Si se elevaron tus niveles de insulina, de azúcar o de triglicéridos, no sucedió de la nada, es el producto de años de alimentarte con o sin nutrición.

Otro paradigma que existe con respecto a la salud es creer que una persona delgada está sana y que una persona con un peso alto está enferma. Esto no es una regla. Yo he tenido pacientes que están en un peso adecuado y, aun así, tienen resistencia a la insulina, hígado graso y colesterol alto. Y he tenido pacientes que están en el proceso de mejorar su composición corporal, que tienen sus análisis clínicos en orden.

El aumento en los índices de enfermedades podrá disminuir el día que tengamos una mejor conciencia sobre nuestro cuerpo y sobre nuestros órganos. Al saber la importancia de mantenerlos sanos y funcionando con la nutrición que requieren, no habrá necesidad de dietas restrictivas, ni sufrimiento hacia algún alimento.

Me impacta saber cómo es posible que haya personas que, fervientemente, tomen algún medicamento para la gastritis cada mañana, sin entender que el problema va a seguir hasta que el estómago no deje de recibir los alimentos que le siguen provocando la gastritis. Tomar una pastilla solo es tapar un pozo que se sigue cavando.

La gente se ha adaptado a vivir con dolores y ha normalizado sentirse mal. Optan por tomar una pastilla, en lugar de detenerse a reflexionar sobre qué le están haciendo a su cuerpo, cómo funciona y por qué se siente así.

No es normal tener el estómago inflamado, estar estreñido, cansado todo el tiempo, con dolor de cabeza, que se te caiga el cabello, que tu piel esté reseca y que tus uñas sean quebradizas. Esto es solo una muestra de lo que tu cuerpo hace para avisar que las cosas están mal por dentro. Desafortunadamente, muchas personas no quieren escuchar las alertas que les manda su cuerpo en todo momento, hasta que reciben una factura más grande que les lleva al hospital.

Simplemente, la ansiedad que se siente por comer todo el tiempo es un grito de tu cuerpo diciéndote que lo que le das de comer no le sirve, que requiere de alimentos que lo nutran y cubran sus necesidades. Comer alimentos con muchas, o pocas calorías, no es lo mismo que nutrirse. Sentirse lleno después de comer, no significa que tu cuerpo haya cubierto sus necesidades. La verdadera nutrición es cumplir con cada uno de los elementos que ayudan a que nuestros órganos trabajen.

Si comienzas a conocer y querer más a tu cuerpo, a respetarlo y, sobre todo, a hacerte responsable de lo que le has hecho, aprender cómo funciona y lo que necesita, te olvidarás de las restricciones. Al tener cubiertas todas sus necesidades, tu cuerpo sabrá perfectamente mandar señales de saciedad y de marcar límites. Te impactarás cuando aprendas a escucharlo y la comida deje de ser un problema.

Algo que hago desde hace varios años es enseñarles a mis pacientes, y a quienes toman mis clases y talleres, el concepto de la célula. Les digo que toda la nutrición que estamos trabajando es para esos billones de células que nos forman y que son las que nos mantienen respirando en este mundo. Lo más importante son ellas. Hay que dejar de pensar si algún alimento "engorda" o "enflaca", o si tiene muchas o pocas calorías, porque las células no se fijan en eso, sino en qué nutrientes les va a ofrecer el alimento que les demos.

Llevaba varias semanas de tratamiento con Judith. Ella venía de un mundo de dietas y restricciones, de mucha culpa por comer casi cualquier alimento. Dentro de todos los temas que veíamos en nuestras citas, siempre le hablaba de las células. A todos mis pacientes les digo que se imaginen que hay un mundo dentro de nosotros, donde las células son sus habitantes, y están esperando cada día que les lleguen los nutrientes que necesitan para trabajar.

En una cita, Judith llegó muy emocionada a contarme: "Ahora sí ya entendí eso de que tu cuerpo te diga: 'Hasta aquí, ¡ya no quiero pastel!'. ¡No lo podía creer! Fui a una fiesta y, como siempre, había pastel. Cada vez tengo menos angustia de que haya esos alimentos en las reuniones, no como antes, que toda mi atención giraba en torno a qué iba a haber de comer, y si yo podría comerlo. Hice mi ejercicio de conciencia plena y analicé si realmente quería probar el pastel, y decidí que sí. Se veía bueno. Me dieron una rebanada y la disfruté mucho, tenía muy buen sabor. Y, por primera vez, sin darme cuenta, no me la acabé. Esto antes era imposible, hasta pensaba en una segunda o tercera rebanada". Continuó: "Además, cada vez que decido qué alimentos voy a comer, no puedo dejar de pensar en mis células, en si les va a hacer un bien o no, en cómo me hará sentir ese alimento o si mi estómago lo va a resentir. Los pensamientos sobre si es malo comer algo porque engorda, o porque la dieta lo prohíbe, van desapareciendo. Nunca me imaginé poder sentirme así de bien y sin culpas por lo que voy a comer".

Nuestro cuerpo es muy noble y funciona maravillosamente, solo que no nos han enseñado cómo. Por eso es que necesitas cambiar el chip, olvidarte de que alguna vez hiciste una dieta y empezar a voltear a ver hacia lo bien que se siente nutrir tu cuerpo. No se trata de estar peleado con uno mismo para disfrutar de un alimento que te encante; nuestro cuerpo es tan agradecido que, desde lo poquito o mucho que le vayas dando de nutrición, día a día, sin cambios drásticos ni restricciones, mandará unas reacciones increíbles de bienestar.

Me ha tocado recibir, muchas veces, a pacientes con metabolismos muy lastimados. Les enseño cómo, arrancando con poquita nutrición, su cuerpo comienza a repararse, estabilizarse y mandar reacciones de bienestar. Les pido que se imaginen cómo se van a sentir cuando lleven más tiempo nutriéndose, haciendo de esto su estilo de vida, y comprendiendo que es el deber ser para nuestro cuerpo. Eso los motiva. Lo normal es sentirse bien y disfrutar de los alimentos.

Luisa llegó a su cuarta cita, en ese momento ya llevaba veintiún días nutriendo su organismo. Había avanzado muy bien en su composición corporal y esto empezaba a ser físicamente evidente. Estaba maravillada. Le pregunté cómo se había sentido, no solo con su ropa, sino qué cambios había percibido en sus órganos. Muy contenta, me dijo que las idas al baño eran más rápidas, que no batallaba nada en sus evacuaciones y que, a pesar de que ella pensaba que tenía un buen funcionamiento en su intestino, ahora le quedaba claro que realmente no estaba trabajando como debía.

Lo que la tenía más contenta era que, después de haber pasado por una crisis de gastritis, no había tenido necesidad de volver a tomarse el medicamento. No podía creer cómo es que después de años de depender de este para no tener dolor, ahora lo había olvidado porque su estómago no le daba lata, aun cuando comió ciertos alimentos que antes le causaban irritación. Yo, al igual que ella, también estaba contenta de seguir corroborando lo bueno que es nuestro cuerpo cuando lo nutrimos.

Le recordé a Luisa que continuamente es importante detenerse a reflexionar sobre lo bien que se ha sentido desde que la nutrición entró a sus células, y que de eso hay que sostenerse para no dejar su nuevo estilo de vida. No por mantener un peso, sino porque la nutrición te hace sentir mejor que hace años, o quizá, mejor que nunca.

Una dieta restrictiva no te quita la gastritis, no hace funcionar mejor tu intestino y ni siquiera hace que tu semblante se vea lindo, sino lo contrario. La nutrición ayuda a recuperarte en todos los sentidos, y esto no solo se refleja en tu peso, sino también en tu semblante y en la manera que funciona tu cuerpo.

¿Cuánto le debes de nutrición a tu cuerpo y desde hace cuánto tiempo? Esta pregunta te la hago a ti que estás leyendo este libro y te has abierto a conocer algo diferente. ¿Ya tienes la respuesta? ¿Recuerdas el cuestionario que llenaste al iniciar el libro? ¿Qué calificación obtuviste? Cuando hacemos este ejercicio en mis consultas, y los pacientes sacan sus cuentas, por lo regular, no tenemos buenos números, digamos que la mayoría cae en números rojos. La siguiente pregunta que te hago es: ¿cómo esperas que tu cuerpo responda en un mes, con todo el exceso que le has dado durante mucho tiempo y la falta de amor y nutrición que le has negado durante años?

En una conferencia que di en una empresa de Monterrey, recuerdo que, al estar hablando sobre la falta de conciencia sobre nuestro cuerpo y nuestras células, pregunté quién tenía perro. La mayoría levantó la mano. Escogí a una persona y le pregunté: "¿Qué le das de beber a tu perro?". La persona contestó: "Agua". Después le dije: "¿Por qué no le das refresco?". Él hizo un gesto de sorpresa y contestó: "Porque le hace daño". Solo exclamé: "¡Ah!, ¡le hace daño!". Todos tenían una expresión como si les hubiera caído un balde de agua fría encima. Les dije: "¿Qué triste, no? Cuidamos más a nuestro perro que a nuestro cuerpo. No digo que el perro no lo merezca, pero ¿por qué nuestro cuerpo no lo merecería también?".

¿Cómo esperas no estar estreñido si solo consumes agua cuando tomas una pastilla, y solo comes verduras cuando te pones a dieta?

Te voy a decir lo que les digo a mis pacientes: lo malo no es que disfrutes de una rebanada de pastel o de una cerveza con tus amigos, eso es lo de menos. Lo que realmente está mal (eso sí se pudiera catalogar como un pecado) es negarle a tu cuerpo los alimentos que necesita; que tengas años negándole fruta, agua y verduras porque crees que solo los necesitan los que quieren bajar de peso, o que se trata de comida para la "gente light".

Cuando Roberto llegó a su primera cita, venía con un diagnóstico de resistencia a la insulina e hígado graso. Al no tener un peso alto, le sorprendió haber salido mal en los análisis. Pensar que la salud depende solo del peso, es muy común y erróneo. Las células, independientemente del peso de la persona, se enferman si no reciben lo que necesitan. Al explicarle que la resistencia a la insulina surge principalmente por el consumo de azúcares y harinas procesadas, y que el hígado graso es solo una consecuencia de esto, más se asombró porque dijo que él nunca comía galletas, pan dulce o pastel, que solo tomaba refresco de cola de vez en cuando. Le dije: "Aun si no comes nada de eso, ¿estás comiendo todo lo que tu cuerpo necesita?". Nuestro cuerpo no se enferma nada más por comer azúcar, sino por toda la ausencia de nutrientes que requiere para trabajar.

Le pregunté: "¿Cuántas frutas te comes al día?". Él contestó: "No… a veces pasan muchos días sin comer una". "¿Acompañas tus comidas con verduras?". Una vez más, su respuesta fue la misma. "¿Cuántos nutrientes crees que le debes a tu cuerpo de todos los que ha necesitado en cuarenta y cinco años? Si a tu carro le has dado el mantenimiento necesario para que funcione, ¿por qué pensar que el cuerpo se sostiene de la nada?". Roberto empezaba a comprender que el ser delgado no era una garantía de no padecer ninguna enfermedad, y que recuperar su salud dependía de los alimentos que le comenzara a dar a su cuerpo.

Nuestro cuerpo no necesita alimentos para bajar de peso, necesita alimentos para funcionar. Te comparto a continuación una lista de alimentos que son combustible para nuestros órganos:

- **Cerebro** (neuronas y neurotransmisores): nueces, almendras, aguacate, salmón, yema de huevo, avena, plátano, papa, lentejas, frijoles y habas.

- **Corazón**: tomate, uvas, nueces, brócoli y fresas.

- **Intestino**: todos los vegetales. Por su contenido en fibra, ayudan a mejorar las evacuaciones y son combustible para nuestra microbiota.

- **Estómago**: papaya, avena, manzana, pera, canela, hinojo, aguacate y jengibre.

- **Riñones**: agua, frijoles, pepino, vegetales (por su contenido de agua), moras, arándanos y betabel.

- **Hígado**: alcachofas, brócoli, garbanzos, espárragos, pepino y manzana.

- **Tiroides**: rábanos, acelga y calabaza.

- **Pulmones**: naranja, mandarina, limón, guayaba, pimientos de colores, kiwi, tomate, aguacate, yema de huevo y pescado.

- **Páncreas**: pescado, sardinas, salmón, ostras, yogur sin azúcar y camote.

- **Huesos**: apio, sardinas, salmón y yogur sin azúcar.

- **Ojos**: zanahoria, espinacas, pimientos de colores, arándanos azules, uvas negras, té verde, salmón y yema de huevo.

- **Piel**: agua, limón, naranja, mandarina, kiwi, guayaba, fresa, moras, frambuesa, zanahoria, betabel, pimiento rojo, tomate, espinacas, apio, repollo, gelatina, aceitunas y cebolla.

El peso que se pierde por medio de una dieta drástica siempre regresa porque tu cuerpo tiene hambre de alimentos que le ofrezcan nutrientes y también de disfrutar lo que quieres. Las dietas son tan deficientes en nutrientes, que nuestro cuerpo se ve en la necesidad de tomar el músculo, que es nuestra caja fuerte de nutrientes, para poder subsistir, y esto crea una gran descompensación. El hambre y la ansiedad no van a parar hasta que le des nutrientes a tus células. Lo que comas tiene que aportar un valor nutritivo. Cuando lo hagas, tu ansiedad desaparecerá, tu peso podrá estabilizarse, y nunca más tendrás que hacer una dieta, ni sufrir por un alimento.

Imagina que cada una de esas billones de células que nos conforman tuviera una libretita de pendientes por cubrir. Esos pendientes son, nada más y nada menos, que el funcionamiento de cada uno de nuestros órganos. Cada vez que entra un alimento a tu cuerpo, tus células lo inspeccionan para rastrear qué nutrientes les aporta. Analizan si trae algunas vitaminas, minerales, fitoquímicos, carbohidratos, proteína, grasa vegetal o fibra. Eso es todo lo que les importa para saber si su lista está completa o no. A nuestras células no les interesan los alimentos porque sean *light*, *sugar free*, *keto* o cero calorías, ya que no tienen nutrientes que les sirvan.

Deja de pensar que lo que tu cuerpo necesita es llegar a un número ideal, no sabes el gran aliado que tienes en tus manos si lo nutres. El peso que has soñado toda la vida será la consecuencia de lo que trabajarás por medio de tus células.

Iliana es una paciente que, como muchas mujeres, había hecho varias dietas, pero ya estaba cansada de seguir en ese mundo. Al leer lo que yo comparto sobre nutrición en mi página, supo que lo que necesitaba era justo eso.

Antes de comenzar el proceso de reconciliación con los alimentos, ella vivía en una batalla constante contra la comida. Entraba y salía de dietas que le restringían la cantidad de calorías que podía consumir y hacía ejercicio para compensar las calorías que comía de más. Al acabar las dietas, subía rápidamente de peso, incluso más de lo que pesaba antes, pues consumía todo aquello que le restringían mientras las seguía. Así pasó años en un ciclo de bajar y subir de peso, entrando y saliendo de dietas.

Cuando empezó su tratamiento conmigo, aprendió lo importante que son todos los alimentos para nutrir su cuerpo. Su pensamiento cambió, de estar al pendiente de su peso, ahora se enfocaba en lo que su cuerpo necesitaba para estar y sentirse bien. Al estar consciente de lo que le aportaban los alimentos, los momentos de ansiedad hacia la comida y la necesidad de comer compulsivamente disminuyeron de forma drástica, hasta desaparecer. Dejó de ver a los alimentos con miedo y culpa, y aprendió a escuchar a su cuerpo y a distinguir qué nutrientes necesitaba.

Definitivamente, su cambio no fue de la noche a la mañana. Tuvo que sortear los pensamientos incorrectos que le venían de manera automática acerca de los alimentos, hacerlos conscientes y corregirlos, hasta que esto se volvió un hábito. Ella me dijo: "Ahora solo pienso en los nutrientes que recibo y en disfrutar la comida". Al aprender de los alimentos y de la nutrición que aportan, y comer balanceadamente de manera constante hasta convertir esto en su estilo de vida, perdió peso y ganó bienestar. Ya pasó tiempo desde que empezamos su tratamiento, ella se ha mantenido en su peso porque aprendió a comer de todo y con mucha nutrición, algo que en años no había podido. Un día me dijo: "El cambio más importante en mí fue perder la ansiedad, la culpa e inestabilidad alrededor de la comida".

Cada cierto tiempo, nuestro cuerpo hace la gran magia de regenerar nuestras células y dejarlas como nuevas, si tú le ayudas. En tus manos está el control y el poder de darle a tu cuerpo esos bloques con los cuáles puede remodelarse. Tú decides.

Te voy a contar una de las experiencias que más me ha llenado el corazón tras ver los efectos de la nutrición en un cuerpo que no estaba totalmente sano.

Alfonso llegó a su cita conmigo, no para bajar de peso, sino para frenar una enfermedad. Me contó que, en años anteriores, había padecido cáncer de próstata, del cual salió adelante. Sin embargo, sus últimos análisis de antígeno prostático indicaban que el cáncer estaba asomándose de nuevo. Su doctor le sugirió que, si en su próxima visita seguía en aumento, no se iba a arriesgar y empezarían con medicamento radiado. Alfonso empezó a analizar qué podía hacer, que antes no hubiera hecho, para evitar que regresara el cáncer, y pensó que la alimentación debía ser uno de los principales factores en los que podía trabajar, por eso acudió a mi consulta.

Comenzamos su tratamiento de nutrición en mayo del 2015. Aunque su objetivo no era perder peso, empezamos a tener buenos resultados con su porcentaje de grasa, y esto lo tenía muy contento porque rendía más cuando jugaba fútbol. Después de cinco meses de mucha nutrición, había aprendido a equilibrar muy bien sus alimentos y, sobre todo, a disfrutar de ellos. En una de sus citas, venía de visitar a su oncólogo y me mostró sus últimos análisis de antígeno prostático. Para mi sorpresa, sus niveles empezaron a disminuir desde el último análisis que se había practicado. Lo único en lo que Alfonso se había esmerado era en mejorar su alimentación y, con sus análisis ya en mano, comprobó que la decisión que había tomado fue la mejor. Definitivamente, no daría marcha atrás. Esta historia es un recordatorio más de los que recibo todos los días a través de mis pacientes, de que la nutrición hace magia, y del poder y el alcance que tiene sobre nuestras células.

En cualquier momento que quieras empezar a tener un bienestar, puedes hacerlo. Solo deja de pelearte con los alimentos y pensar que tu cuerpo los necesita únicamente cuando estás a dieta o para bajar de peso. No necesitas que sea lunes o enero para empezar a brindarle a tu cuerpo toda la magia de la nutrición de los alimentos. Da el primer paso ahora.

Querer un peso ideal

Muchas veces escuché en mi consultorio, cuando hacía citas presenciales: "Me da miedo subirme a la báscula", "Tu báscula no me quiere", "Me peso todos los días y no bajo ni un gramo", "¿Por qué no se mueve el número?".

Parte del problema del peso alto en las personas ha sido ocasionado por haber convivido con la imagen del "peso ideal" y de los estándares, a veces inalcanzables. Nos han vendido la idea de que logrando ese peso vamos a ser, además de sanos, perfectos.

Como lo mencioné anteriormente, me parece que la mujer, en particular, es la que guarda más emociones con respecto a su peso. Desde su niñez o adolescencia, ha estado invadida de información relacionada al peso, a una figura delgada, a comer poco para no engordar, a tallas extra chicas, a compararse con otros cuerpos y a imágenes de modelos con el "cuerpo perfecto". En fin, ha sido demasiada la carga emocional generada durante años tratando de lograr ese número ideal que a alguien se le ocurrió decir que era lo único importante. ¿Y qué ha sucedido? Esa obsesión por lograrlo, que se ha convertido en un modo de vida y preocupación diaria, las ha llevado a probar infinidad de dietas y métodos que, en su mayoría, no ofrecen estabilidad, equilibrio, bienestar, ni nutrición, sino todo lo contrario, pues restringen alimentos con tal de perder peso a como dé lugar, originando una desnutrición. Lo que realmente están perdiendo es agua y músculo, esa gran caja fuerte del cuerpo que solo debería abrirse en caso de extrema urgencia.

Exigirle a nuestro cuerpo perder peso de manera drástica y desequilibrada es solamente anticiparnos a una catástrofe mayor: una compulsión y ansiedad por comer incontrolablemente. Esto trae consigo frustración y culpa porque, desde tu percepción, volviste a fallar con la dieta. Lo único que estás haciendo con tu cuerpo y tus emociones es maltratarlos y llevarlos al límite para lograr un número que no es lo único, ni lo más importante, pero que así te hicieron creer. No fallaste por haberte comido una deliciosa rebanada de pastel en el cumpleaños de tu amiga, sino por descuidar a tu cuerpo durante años y años, por haberle quitado kilos de músculo con tal de bajar de peso, por haberlo desestabilizado hormonalmente, por haber jugado con tu metabolismo, por tomar pastillas mágicas pensando que harían todo el trabajo, por haberlo privado y solo darle alimentos con calorías vacías que, aunque eran pocas, no tenían el valor nutritivo para cubrir una sola necesidad de tus células.

La nutrición y las dietas no son para nada lo mismo, aunque así lo han hecho ver. La primera, te llena de vida y es capaz de regenerar y sanar a tu cuerpo; mientras que la segunda, la mayoría de las veces, te desnutre, destroza tu metabolismo, hormonas y emociones, además de quitarte la oportunidad de disfrutar de los alimentos y lograr un cambio real.

No existe un peso ideal, ni debería seguir mencionándose tal cosa. En lo que se debe trabajar es en un cuerpo congruente a la salud, a las emociones y a la vida real. Lo más importante es que te sientas estable y con energía, que te guste cómo te ves y te sientes, no por lo que marca una báscula, o para compararte con otros cuerpos, sino porque gozas de una salud integral.

Nos enseñaron que para poder gozar de una buena salud necesitábamos llegar a un peso ideal. Con tal de lograrlo, muchas personas empeoran su salud. ¿Crees que es coincidencia que después de haber estado en una dieta estricta termines teniendo más ansiedad, cansancio, problemas de menstruación (en el caso de las mujeres), más dolores en las articulaciones, gastritis, estreñimiento, hinchazón, piel reseca y poca concentración? Esto es solo lo que se ve por encima. Lo maravilloso sería que nos enseñaran desde pequeños cómo funciona nuestro cuerpo y qué alimentos necesita. De esta manera, nunca nos preocuparíamos por el peso, ya que, al lograr un buen funcionamiento de nuestro organismo, por consecuencia, tendríamos el peso que corresponde a nuestra salud.

Mi tratamiento, más que ser una dieta restrictiva o de moda, con los años que llevo ejerciendo, se ha convertido en una especie de terapia nutricional enfocada en la educación sobre los alimentos, cómo escuchar tu cuerpo, el manejo del estrés y el descanso reparador. Este enfoque le ayuda a mis pacientes a lograr un equilibrio hormonal y a sanar la relación que tienen con los alimentos y con su cuerpo, para que experimenten lo bien que se siente vivir en nutrición.

Algo que me sorprende mucho es ver cómo la gente no cree que se pueda mejorar el peso disfrutando de los alimentos. Cuando empiezan mi tratamiento, desde los primeros días, descubren un nuevo bienestar. Llegan un poco desconfiados a las citas subsecuentes porque no creen haber bajado un solo gramo, no tanto porque no lo sientan, sino porque no se mataron de hambre, no tuvieron ansiedad, ni les dolió la cabeza. Vaya, no se sintieron a dieta. Sin embargo, la nutrición les ayuda, no solo con su peso, sino con su salud y calidad de vida en general. Esto me llena de satisfacción.

Antes de la pandemia, mis citas eran presenciales y pesaba a mis pacientes, pero primero les hacía muchas preguntas acerca de su organismo, para que tomaran conciencia de todo lo que sintieron y los cambios que tuvieron. Les pedía que me contaran lo que experimentaron y al final los subía a la báscula. Se llevaban una muy buena sorpresa cuando veían que habían bajado de peso, a pesar de no sentirse a dieta. Al medirlos, su sorpresa era mayor porque bajaban de centímetros. Me encantaba ver sus caras de asombro y de shock al darse cuenta de que las cosas no tienen que ser perfectas ni sufridas, que podían convivir con esos alimentos que siempre les habían causado temor, de una manera más consciente, y aun así bajar de peso. Comenzaban a conocer otro mundo, a confiar en lo que el cuerpo es capaz de hacer cuando está nutrido y a comprender que no es ningún pecado disfrutar los alimentos.

Blanca llegó a su segunda cita con su registro de alimentos en la mano y con muchos nervios de subirse a la báscula. Le pregunté cómo se había sentido, y ella me contestó, con un tono y cara de duda, que bien. "¿Y por qué la duda?, ¿qué sentiste?", le dije. Ella me contestó: "Me sentí muy bien, pero no me sentí a dieta, no creo haber bajado nada. Aunque debo decir que he ido mejor al baño y me siento más desinflamada". Ante la duda que mostraba, le volví a preguntar: "Entonces, ¿piensas que no bajaste porque no sufriste, no te dio hambre, no te dio ansiedad, ni te dolió la cabeza?". A todo esto, contestó que sí. Se le hacía muy raro porque lo único que había hecho durante muchos años era sufrir y tener hambre para bajar de peso. No concebía la idea de que no necesitaba sufrir, ni que fuera posible comer lo que le gustaba. La subí a la báscula y, en efecto, había bajado de peso y también de medidas. No sabía qué decirme, estaba asombrada porque no había tenido que cambiar su vida por hacer una dieta, sino simplemente integrar y combinar alimentos. Le dije: "No te preocupes, son reacciones que veo a diario. Lo triste es ver cómo es posible que se les haga extraño sentirse bien y se hayan acostumbrado a sufrir y a sentirse mal". Esto es culpa de la cultura de las dietas.

Borrar tantas ideas y cargas emocionales sobre el peso y las dietas es un proceso complicado. Aunque suene muy trillado, hay una frase que aquí queda perfecta: "Si quieres resultados diferentes, haz cosas diferentes". ¿Qué has hecho diferente por tu cuerpo, además de ponerlo a dieta cada cierto tiempo y luego regresar a lo mismo?, ¿qué has hecho diferente por tus emociones?, ¿sabías que gran parte de ese peso que tienes y has cargado por años está relacionado con emociones que no quieres reconocer y hacerte cargo de ellas?, ¿no te has preguntado por qué ninguna dieta te funciona?, ¿por qué al cabo de unos meses regresa el peso que habías perdido? Y, ¿por qué cada vez se te hace más difícil llegar al "peso ideal" que te han exigido?

Con cada intento de bajar de peso mediante una dieta, nuestro cuerpo y nuestras emociones salen más lastimados. Entre más drástico sea el método, más drásticas serán las consecuencias.

He conocido a personas que logran llegar a su peso ideal soñado mediante una dieta, y después presentan resistencia a la insulina, colesterol alto, presión arterial alta, colitis, gastritis, etcétera. La delgadez no es sinónimo de salud; ni un peso alto, de enfermedad.

Ahora que mi consulta se volvió solamente en línea, dejé de pesar a mis pacientes. Siempre existe la duda, sobre todo en las mujeres, de cómo sabré si están funcionando los cambios en su alimentación. Yo les digo que hay muchas maneras de darnos cuenta de la evolución, precisamente, con todos los beneficios que describo en este libro.

Fernanda fue una de las primeras pacientes que empezó su tratamiento de nutrición en línea conmigo. Ella también me preguntó cómo sabríamos si estaba avanzando en su peso sin subirse a una báscula. Yo le dije que la ropa nunca nos miente sobre nuestros avances. Así como a todos mis pacientes, le encargué que escogiera una "prenda meta", es decir, una pieza de ropa (falda, pantalón, *short*, vestido) que le gustara como se le veía en el pasado, y que el objetivo era que le quedara nuevamente. Así lo hizo y escogió un *short*.

Avanzamos en las citas y yo le iba preguntando cómo se sentía para hacerla consciente de cada uno de los cambios que mostraba su cuerpo, tanto a nivel de órganos, como a nivel físico. Al paso de varias semanas de tratamiento, todo iba mejorando. Fernanda me describía cada cosa que distinguía que había cambiado para bien: "Me siento con más energía todo el tiempo. Ya no me ando durmiendo después de comer. Se me quitó por completo la colitis. Anteriormente, sentía un costal encima de mí cuando quería levantarme de la cama, ahora duermo de corrido hasta la mañana y me levanto sin alarma. ¡Incluso me despierto con ganas de hacer ejercicio! ¡Hasta siento que estoy rejuveneciendo!". Cuando le pregunté cómo iba con su prenda meta, me dijo: "¡Por cierto!, no te había dicho, ya ni siquiera me puedo poner el short que escogí porque ahora me queda muy flojo, ¡se me cae!". Le pregunté si sabía cuántos kilos había perdido, y me contestó: "No, y no me interesa saber. Ya hasta me queda grande la ropa que quería que me quedara, y todos los días me siento bien".

Así como el ejemplo de Fernanda, tengo muchos otros que confirman que uno de los daños más grandes a la salud física y emocional de las personas es pesarlas. Esto sigue sucediendo con muchos pacientes en todo el mundo. Yo me disculpo por todas las personas que pesé y que pude haberles ocasionado una emoción negativa con su cuerpo, no me di cuenta de esto hasta que analicé más profundamente las emociones de mis pacientes. Créeme, no es necesario pesarte para saber que tu cuerpo está bien. Ojalá un día deje de hacerse y se tiren a la basura todas las básculas del planeta.

Lo que requieres es cambiar la idea de lo que tu cuerpo necesita, para enfocarte en lo que te hace sentir bien, lo que te gusta, lo que tu cuerpo te va dictando, y aprender a escucharlo. Tu cuerpo es sabio y todo el tiempo te está dando señales. Solo debes darte la oportunidad de conocer otro mundo que no se llama "dieta" ni "peso ideal": se llama nutrición y querer al cuerpo que tienes hoy.

He visto en mis pacientes que, entre menos aprehensión tienen y más confianza empiezan a tomar sobre los alimentos y su cuerpo, más comienzan a tener resultados. Es como si desprenderse de toda esa preocupación y miedo a los alimentos, así como comer con libertad y sin juicios, les quitara esos kilos que tuvieron arraigados a su cuerpo por años. Yo les llamo "kilos emocionales".

¿Cuál sería entonces la fórmula para lograr el peso que quieres? La verdad es que no la hay, no estoy diciendo que el déficit calórico no funcione, digo que simplemente no es sostenible, ni compatible con las emociones de las personas. Para mí, la respuesta es la nutrición.

Siempre les pregunto a mis pacientes en la primera cita: ¿alguna vez has intentado nutrirte?, ¿conoces cómo funciona tu cuerpo? Ahora te pregunto a ti: ¿ya intentaste nutrirte? ¿sabes si realmente lo que comes te nutre? ¿estás dispuesto a dejar de pensar en "el peso ideal" y abandonar el miedo a comer?

No disfrutar de los alimentos

¿Cuándo fue la última vez que te comiste una rebanada de pastel, un helado o unas papitas con salsa y te supieron riquísimos? ¿Te saben a culpa?, ¿te saben a remordimiento?, ¿te saben a "voy a engordar"?, ¿te saben a "no debía"?

Si contestaste que sí, no te preocupes, es normal que te sepan a eso, aunque esto no significa que esté bien. Por más raro que parezca, todo ese estrés que te genera el haber comido lo que la dieta te prohibió, se materializa en esos kilos que tanto te cuesta perder.

Tomando de referencia todos los puntos anteriores, el sentimiento que te genera pensar en ponerte a dieta, es de sufrimiento y de "matarte de hambre" durante un período. Por eso, antes de empezar, te das un atracón. Pasando un par de semanas o meses, cuando hayas logrado tu meta y te den permiso de comer, ya estás lleno de ansiedad por hacerlo. Comes desmedidamente y caes en la frustración por haberlo hecho, eso te hace volver a subir de peso, incluso un poco más. Así es como empieza el círculo de la dieta. ¿Cuántos años has vivido en este círculo vicioso?

Si llegas a romper la dieta con algo que se te antojó y que estaba "prohibido", piensas en ya comer todo lo que no puedes y comenzar de nuevo el lunes… Esto se relaciona con el punto número dos de este capítulo: La mala relación que tienes con los alimentos. La dieta nunca nos ha permitido comer algo fuera de ella para hacernos creer que es la única manera en que podemos bajar de peso. Pero, aunque logres bajar, lo estás haciendo a base de sufrimiento, con cambios irreales que te hacen llevar una vida alterna: la de la dieta, de algo que es forzado e insostenible. Por lo tanto, esos kilos perdidos son kilos falsos y pronto regresarán.

Los kilos perdidos por ponerte a dieta (viviendo en una realidad alterna en la que haces cosas imposibles de sostener como estilo de vida), son kilos que van ocasionando un hambre emocional o la deuda de hambre que te mencioné anteriormente. Es decir, a mayor restricción que vas generando al privarte de un gusto o de un evento, también va creciendo tu ansiedad. El sentimiento aumenta al ver cómo los demás pueden comer libremente, y tú no, "porque no lo mereces, por tener cierto peso". Para mí, el amor que debe existir hacia nuestro cuerpo es lo que nos debe llevar a lograr cambios, no porque tengas que pesar cierto número o tener determinada figura.

Tal parece que hay una regla o requisito al ponerte a dieta: no disfrutar. Las dietas son un programa que se mete en la mente de las personas. Cada diciembre, incluso con pacientes que están llevando su tratamiento de nutrición, el inconsciente de "la dieta perfecta" los traiciona y, en un impulso, me dicen que han decidido retomar su tratamiento en enero, ya que pasen todas las fiestas, porque es muy difícil seguir la dieta. Es una constante pensar de esta manera porque no nos han enseñado otra cosa diferente acerca del peso y la alimentación. Lo que siempre hago en esta temporada es recordarles: "No estás a dieta, estás nutriendo tus células, y estas trabajan todos los días. Si hemos avanzado tanto hasta hoy es precisamente para aprender a convivir con cualquier tipo de alimento y de temporada". Todos los años habrá diciembres, festejos, cumpleaños, eventos, reuniones y gustos porque somos seres humanos llenos de emociones y no podemos limitarnos a cada instante. No importa que se atraviese la posada, acude a tu compromiso y solo trata de permanecer en un equilibro. Sigue brindando a tu cuerpo la nutrición que necesita para que puedas también disfrutar de lo que te gusta. Los pacientes que continúan en tratamiento permanecen estables, aprenden a mantener su peso y su salud, sin tener que sufrir restricción o miedo por comer, cuando en años anteriores aumentaban en la época decembrina de cinco a ocho kilos.

Disfrutar no engorda, ¿ya te diste cuenta? Todos esos años que te has privado y has sufrido por no disfrutar no han funcionado porque te mantienen en el mismo lugar, pero más lastimado emocionalmente y a nivel celular.

He visto muchísimos casos que me dejan muda. Me asombra cómo nuestra mente nos domina. No se trata de comer perfecto, sino de crear un equilibrio entre lo que comemos, pensamos, sentimos y descansamos. Por eso es que en este libro quise poner un poquito de cada cosa que yo hago, con base en lo que mis pacientes me han enseñado y he visto conforme avanzamos.

Disfrutar de los alimentos es de las cosas más desconocidas, olvidadas y temidas, no obstante, es lo que más se necesita. Estamos en un mundo tan dominado por las dietas, que ya creímos que disfrutar es un pecado y que nunca nos merecemos comer algo rico.

Hay algo que me sigue causando mucho impacto, hablo de ciertos alimentos o bebidas que se contraponen a la nutrición porque no aportan nutrientes; pero que, a nivel emocional, causan un bienestar, ya que están ligados al placer. Lo mencioné en el capítulo del estrés: nuestra mente está ciclada, nuestros días están robotizados y, además, no nos permitimos disfrutar, ni descansar. Por estos motivos, muchos organismos dejan de funcionar. Las personas caen en ataques de pánico y de ansiedad por no darle un respiro a su mente y volver a disfrutar.

Rebeca llevaba ya algunas semanas en tratamiento de nutrición conmigo y había tenido muy buenos avances tanto en su salud (ya que padecía de presión arterial alta), como en su composición corporal y su descanso. Sin embargo, tuvo unas semanas en las que empezó a tener más carga de trabajo y de estrés, lo cual, poco a poco, comenzó a afectar su presión, y nuevamente presentó inflamación y retención de líquidos, todo esto derivado de la falta de nutrición y la ausencia de descanso reparador.

Como había estado pasando por días no tan buenos, decidió tomarse una noche para salir con sus amigas. Cabe mencionar que con ella trabajamos la culpa por comer, la reconciliación con los alimentos y el disfrutar. Anteriormente, Rebeca vivía a dieta, cuando acudía a un restaurante, no elegía lo que le gustaba, sino lo que "no engordara". Esa noche, fue a un restaurante donde vendían alitas, hamburguesas, papas a la francesa y alimentos similares. Eligió a conciencia comer unas alitas, llevaba años sin probarlas. Aplicó todos los ejercicios que le enseñé de comer con libertad y con conciencia plena, fijando su atención en los sabores de los alimentos.

Al día siguiente, tenía su cita conmigo. Bajo una dieta típica, la hubiera cancelado porque se "había portado mal", pero no lo hizo. Me contó de su experiencia con las alitas, de cómo las disfrutó, sin pensar que fueran "malas". Para su sorpresa, ni siquiera se las terminó. Cuando le pregunté cómo se había sentido, solo me dijo: "Me sentí libre, descansé muy bien y desperté como nueva, hasta me sentí desinflamada". Cuando la pesé y la medí, vimos un avance que no había tenido antes, a pesar de las alitas. Rebeca se sorprendió mucho, pero a la vez corroboró el poder de todo el trabajo que había hecho de nutrirse sin etiquetas, de comer con conciencia plena, elegir sin culpas, disfrutar los alimentos y ser libre. Con esto no quiero decir que comer este tipo de alimentos sea lo que le ayudó a avanzar en el peso y las medidas, quiero enfocar tu atención en lo que representa emocionalmente para una persona comer con libertad y disfrutar, a diferencia de comer con culpa y miedo a engordar.

Desde que empecé a ejercer como nutrióloga, he visto personas hartas, lastimadas, frustradas, deprimidas, temerosas por comer y que su vida gira alrededor de si pueden comer algo o no. No creo que estos métodos restrictivos nos hayan llevado a algún lado, ya que la situación de salud en nuestro país va empeorando. Si bien es cierto que el consumo desmedido y desequilibrado de comida a base de harinas y azúcares, sobre todo industrializados, es parte de la causa, estoy totalmente segura que haberte privado por años de lo que te gusta, no te ha llevado a lograr ese resultado que tanto has anhelado con tu peso, y sí te llevó a tener más peso y una salud deficiente.

La gente necesita de mucha comprensión y empatía porque siguen siendo juzgados por un número y por un aspecto físico. En vez de preocuparse por sus emociones, muchos profesionales de la salud le dan prioridad a "cumplir con un peso ideal" (no generalizo, pero es más común de lo que se pensaría). Esto crea miedo y mucho estrés en los pacientes por tener que lograrlo. Con tal de conseguirlo, recibo a gente que no lo ha intentado una ni dos veces, sino por más de veinte años. Finalmente, nunca lo logran, solo terminan más lastimados, desequilibrados, desnutridos y con más peso.

La gente necesita educación nutricional y no una dieta, necesita un profesional de la salud que lo guíe y no uno que lo regañe, necesita que le expliquemos cómo funciona su cuerpo y qué requiere para poder estar mejor y no solo para tener un número ideal. Hacerles conciencia de que al aprender a tener un estado de salud óptimo y unas células trabajando maravillosamente, un peso adecuado será uno de los tantos regalos que nos dará nuestro cuerpo.

Se trata de crear un equilibrio entre la nutrición que necesita nuestro cuerpo todos los días (esta debe ser la que predomine y nuestra base), junto con aprender a canalizar el estrés, lograr un descanso reparador, así como disfrutar de las circunstancias y de los alimentos, comprendiendo que no podemos excedernos porque nuestro cuerpo no está diseñado para aguantar los excesos, independientemente del peso que se tenga.

Si disfrutar de algún alimento específico fuera la culpa de todo, ¿por qué hay mujeres que comen de manera perfecta y no logran bajar?, ¿por qué los hombres que comen con libertad sí logran bajar?, ¿qué tan seguido se ha visto a un hombre angustiado por lo que come?, claro, hay sus excepciones, como en todo. Lo que quiero transmitirte y enseñarte con este libro es lo que yo he vivido desde hace más de dieciocho años que llevo dedicándome a la nutrición, y ayudándole a muchos pacientes a lograrlo: que *disfrutar no engorda*.

Beneficios de nutrirte

El resultado de empezar a nutrirte y olvidarte de la dieta, así como comenzar a conocer los alimentos por sus beneficios, es aprender a escuchar tu cuerpo. Detectarás cómo él mismo marca los límites para comer con conciencia, dejarás de pelearte con él y, ese peso por el que tanto has luchado, y que tanto has sufrido por conseguir, dejará de ser el centro de todo, y lo verás solo como una exigencia de los demás, no de tu cuerpo.

Nuestro cuerpo tiene una capacidad impresionante y mágica para repararse y regenerarse, todo depende de los elementos que le brindemos para hacerlo.

Lo comenté en el punto tres de este capítulo: hace falta realizar una concientización sobre nuestro cuerpo, comenzar a valorarlo, quererlo, cuidarlo, dejar de juzgarlo y, sobre todo, dejar de tratarlo como si fuera solo un número marcado en la báscula.

Parte importante de la evaluación con mis pacientes, además de la pérdida de peso y de medidas que van sintiendo, es hacerlos reflexionar sobre el nuevo bienestar que están sintiendo cada día. He tenido respuestas impresionantes de cómo el cuerpo comienza a funcionar como debe ser al nutrirlo correctamente.

Daniela llegó a su tercera cita, llevaba ya quince días cumplidos de nutrir su organismo y decía que se sentía más desinflamada, más ligera y con más energía. Además, comenzaba a sentir más cómoda su ropa. Le pregunté qué otras cosas había notado en su cuerpo, independientemente de la pérdida de peso. Estaba realmente impactada porque, en esos quince días, no había usado laxante para el estreñimiento, cuando antes lo tomaba puntualmente cada noche. Si no se tomaba el laxante, era seguro que no iría al baño en días. Ella no podía creer que después de años de laxarse, de repente ya no lo necesitaba ningún día, por la mejoría de su sistema digestivo. Las evacuaciones habían mejorado muchísimo y ya no batallaba como antes. Me dijo: "¡Esto parece magia!". Le contesté que nuestro cuerpo tiene esa capacidad, solo que el de ella no había recibido en años los alimentos que necesitaba para hacerlo. A partir de entonces, Daniela se olvidaría de cualquier pastilla o polvo de los que dependía. Me acuerdo que le comenté: "Así funciona el intestino, su trabajo es ayudarte a ir al baño sin necesidad de otras cosas más que agua y la fibra de los vegetales, frutas y leguminosas".

Lo más increíble de todo es que, entre más nutrición le demos a nuestro cuerpo, más va a mejorar. Se puede vivir sin hambre, sin ansiedad y disfrutando de los alimentos.

Todo esto te lo cuento con el objetivo de que te des la oportunidad de conocer a tu cuerpo y lo que necesita; de que empieces a confiar en que, al nutrirlo, no hay por qué temerle a los alimentos que te gustan. Solo comienza a hacer las cosas diferente. Si siempre has vivido a dieta, ¿por qué no comenzar con lo básico, que es nutrirte y disfrutar?

Mira cómo tu **intestino** empieza a funcionar y te olvidarás de tomar laxantes. Comienza a tomar agua, y a integrar verduras y frutas en tu rutina diaria.

Si tienes la **piel reseca**, ni la crema más costosa logrará hacerte lucir una piel tan tersa y joven, como lo hará tomar el agua que necesitas a diario.

Si te **falta energía** todo el día y vives bostezando, comienza a comer tres frutas durante el día. Verás cómo para el segundo día te sentirás más alerta, sin sueño ni cansancio, más estable y sin ansiedad.

Si siempre se te rompen las **uñas** y las tienes delgadas, comienza a comer huevo para darte cuenta de cómo empiezan a fortalecerse, así como el cabello.

Si tienes falta de **atención** y la **memoria** te falla, comienza a comer grasas vegetales (indispensables para la mielina, que permite la conducción de impulsos nerviosos entre nuestras neuronas) y huevo (que contiene colina en la yema, la encargada de la memoria).

Si quieres que tu **metabolismo** comience a revolucionarse, empieza a tomar el agua suficiente y a integrar proteína de origen animal a tus comidas.

Si tienes constante **inflamación** y distensión de tu estómago, comienza a aumentar el consumo de verduras y baja el de las harinas. Estas últimas, independientemente de si piensas que engordan, se fermentan en nuestro intestino, ocasionando todo este malestar de inflamación, reflujo y flatulencias.

Si quieres **desintoxicarte**, comienza a tomar agua para que tus riñones empiecen a funcionar como deben: filtrando y drenando. Olvídate de pagar grandes cantidades de dinero por los tan famosos y de moda "detox" que te venden como si fueran milagrosos. Con tus dos riñones y agua es más que suficiente.

Nacimos con unos órganos capaces de hacer maravillas, y tal vez no los has aprovechado durante años. Solo te has adaptado y, lo peor, acostumbrado a sentirte mal y presentar más molestias cada día. Yo veo a diario cómo a mis pacientes les parece increíble sentirse bien siempre, cuando comienzan a darle el trato correcto a su cuerpo.

Uno de los comentarios que más gracia me ha causado sobre el bienestar que brinda la nutrición, lo hizo una de mis pacientes, Paulina, en su segunda cita. Había pasado solo siete días de nutrición, cuando entró a mi consultorio diciendo: "¿Qué clase de brujería es esta?". Yo me reí y le pregunté a qué se refería. Ella me dijo asombrada: "¡No puede ser que te sientas tan bien sin estar restringida ni sufriendo por lo que comes!". Recuerdo que le contesté: "Estás haciendo algo por tu cuerpo que nunca habías hecho: nutrirlo. Las reacciones y recompensas pueden ser muchísimas".

Comienza a darle alimentos reales y que nutran a tu cuerpo, y verás cómo la ansiedad y la necesidad de estar buscando comida todo el día empezará a disminuir. Nuestro cuerpo todo el tiempo está avisando que no se siente bien, que no está funcionando como debe y que está necesitado de nutrientes. Hay que empezar a conocerlo, nutrirlo y darse cuenta de que esto es más fácil que estar sufriendo por querer comerse una rebanada de pastel y no hacerlo porque "engorda".

Nos han enseñado las cosas al revés, debemos comenzar a voltear hacia otro lado, ver que hay una lista de necesidades por cubrir y que, al hacerlo, lo de menos es disfrutar de algo rico y preocuparnos por el número en una báscula.

Mientras más sea la nutrición que le brindes a tu cuerpo cada día, menos sentirás la necesidad de buscar comida desesperadamente. Hay una gran diferencia entre comer y sentirse "muy lleno", a comer y nutrirte como lo necesitas. Eso lo veremos en el siguiente capítulo: "Nutrición: aprende a contar nutrientes, no calorías".

No se trata de seguir a dieta, ya que la mayoría de las personas lo han hecho toda la vida. Se trata de empezar a abrir nuestra conciencia, ser considerados y agradecidos con el cuerpo que tenemos, quererlo y reconocer el daño que le hemos hecho y todo el amor que le hemos negado. Sí, la nutrición es una parte de ese gran amor que le ha faltado. Se trata de aprender a poner a nuestro cuerpo a funcionar.

Capítulo 3
Nutrición: aprende a contar nutrientes, no calorías

Ahora ya sabes que el estrés, la falta de un descanso reparador y la mala relación que se tiene con los alimentos, son tres puntos tan importantes como la nutrición. Todas las dietas que has hecho a través de los años no han funcionado a largo plazo porque no le daban la importancia a estos tres puntos, solo te privaban de comer. En este capítulo te explicaré por qué ponerte a dieta y la nutrición son tan diferentes.

Empecemos definiendo la palabra "dieta", ya que este término ha sido mal empleado. La dieta son todos aquellos alimentos que se ingieren durante veinticuatro horas, sin importar su calidad, ni su valor nutritivo. Actualmente, lo que la gente conoce como "dieta", y lo que rápidamente tu cerebro asocia, es una restricción de alimentos para poder bajar de peso.

Cuando empiezo el tratamiento con mis pacientes, es muy común que no estén familiarizados con la nutrición, precisamente porque lo único que han conocido es la cultura de la dieta, de la restricción y de todo lo relacionado con dejar de comer. Les pregunto cuándo fue su última dieta y cuánto tiempo de su vida las han hecho, para así tener un antecedente de qué tan manipulados están su metabolismo y sus emociones. Generalmente encuentro que vienen intoxicados de muchas ideas y miedos sobre los alimentos, además de que sus resultados nunca han sido sostenibles y, con cada dieta, adquirieron más peso y desnutrición. Las dietas restrictivas están diseñadas exclusivamente para bajar de peso, sin importar cómo dejen las hormonas, el metabolismo y las emociones de las personas.

Lo único que se nos ha enseñado sobre nuestro cuerpo, especialmente a las mujeres, es a bajar de peso, contar calorías y carbohidratos, y restringir alimentos. De hecho, así fue como me lo enseñaron en la facultad. Cuando salí al mundo real, ya viendo pacientes, me di cuenta de que contar calorías es otra de las razones por las cuáles las personas no viven tranquilas y que, además, no las ha llevado a ningún buen resultado. Se sigue tratando a los pacientes con dietas calóricamente restrictivas, sin educación nutricional y sin crear una conciencia sobre los alimentos, por eso no hay una mejoría en los índices de sobrepeso y obesidad, así como en enfermedades crónico-degenerativas, en nuestro país.

Hay una gran diferencia entre contar calorías y contar nutrientes. A la gente no se le ha enseñado la función de los nutrientes en nuestro cuerpo, ni que los alimentos industrializados de pocas calorías no nutren. Muchas veces, un alimento con más calorías puede ser de total nutrición y de gran provecho para nuestras células.

Es una tristeza ver que la información que tienen las personas sobre los alimentos se basa en si tienen muchas o pocas calorías, en si es un producto *light* o de moda, o si engorda o enflaca, sin saber que todos esos alimentos o productos bajos en calorías, manipulados por la industria y la mercadotecnia, causan desequilibrio hormonal y desnutrición. Puede haber personas que logren llegar a su tan deseado y exigido "peso ideal", pero, a nivel celular, están más desequilibradas y desnutridas que cuando iniciaron la dieta.

A lo largo de más de dieciocho años, he trabajado para ser una nutrióloga que te enseña todo sobre tu cuerpo y los alimentos que necesita, te ayuda a recuperarlo, a ver conceptos totalmente diferentes a una dieta y a liberarte del sufrimiento que por muchos años viviste por estar a dieta.

Lo primero que debes saber es que nuestro cuerpo necesita un equilibrio entre tres macronutrientes para cubrir todas las necesidades de nuestras células: carbohidratos, proteínas y grasas. Cada uno de estos nutrientes tiene una función específica y no se pueden sustituir entre ellos. Al haber ausencia de alguno, el cuerpo lo reclamará.

A continuación, encontrarás una descripción de cada uno de estos tres macronutrientes:

- **Carbohidratos**: son la principal fuente con la que nuestras células producen la energía y, además, son el combustible de nuestro cerebro. Es decir, nuestro cerebro no se alimenta de proteínas, ni de grasas.

- **Proteínas**: son las encargadas de construir y mantener nuestros tejidos, entre ellos, nuestros músculos. Fabrican enzimas y hormonas, además de anticuerpos para nuestro sistema inmune. Participan como lipoproteínas en el transporte de triglicéridos, colesterol y vitaminas liposolubles. Las proteínas nos dan la saciedad.

- **Grasas**: mantienen y regulan nuestra temperatura corporal, son la fuente de energía para nuestros músculos y son esenciales para la digestión y absorción de los alimentos. Transportan las vitaminas liposolubles A, D, E y K. La comunicación entre nuestras células también depende de las grasas presentes en las membranas celulares. Producen hormonas como el estrógeno, la testosterona y la progesterona. Forman parte de la vaina de mielina de los nervios, que permite la transmisión de impulsos nerviosos.

El agua

Estos macronutrientes necesitan de una llave maestra que es el elemento esencial para la vida: el agua.

- El agua compone, aproximadamente, el sesenta por ciento de nuestro cuerpo.

- Transporta nutrientes y oxígeno a nuestras células.

- Participa en funciones metabólicas y reacciones químicas.

- Mantiene húmedos nuestros tejidos.

- Ayuda a proteger la médula espinal y actúa como lubricante y amortiguador para las articulaciones.

- Permite que el cuerpo excrete desechos a través de la transpiración, micción y defecación.

- Nuestros riñones e hígado la usan para eliminar las toxinas, al igual que los intestinos, estos tres son los verdaderos *detox* con los que nacemos.

- Ayuda a digerir la fibra que consumimos de los alimentos. Sin ella podríamos constiparnos porque nuestro cuerpo no digiere la fibra.

- Regula la temperatura corporal.

- Mantiene hidratado a nuestro cuerpo para que funcione correctamente

Lucía, una paciente de Estados Unidos, llegó a mí buscando un tratamiento para poder regular la glucosa en la sangre, ya que tenía diagnóstico de diabetes. Le expliqué todo el plan de nutrición que trabajaríamos y, casi al finalizar la consulta, recuerdo que me dijo: "Todo está muy bien, pero lo único que te voy a deber es el agua, porque no tomo nada y no me gusta". Yo le contesté: "Ok, se la vas a deber a tus células, no a mí, yo sí tomo el agua para las mías". Sorprendida, me preguntó: "¿Cómo?". Le expliqué todas las funciones importantes que cumple el agua dentro de nuestro cuerpo, incluso para poder regular la glucosa. Cada rincón de nuestro sistema la requiere para mantenernos vivos, la necesitamos hasta para respirar. Ella dijo: "Nunca me habían explicado sus funciones, ni lo importante que es. Siendo así, haré el esfuerzo y aprenderé a tomarla".

Al paso de varias semanas de tratamiento, ya teníamos los niveles de su glucosa en orden. En una de nuestras citas, me comentó: "Mariana, ya no puedo dejar de traer una botella de agua conmigo. Siento de verdad que mi cuerpo me la pide, además, la disfruto mucho. ¡Nunca me lo imaginé! De hecho, ya siento muy extraño tomar refresco, no tolero su sabor". Han pasado meses y Lucía continúa con niveles normales de glucosa en la sangre, y por nada del mundo deja el agua.

¿Por qué las dietas no funcionan?

Como lo mencioné anteriormente, las dietas basadas en restricción no funcionan porque son insostenibles para mantenerlas como estilo de vida. Por lo regular, no son personalizadas, nada tienen que ver con la rutina de la persona, sus horarios, ni los alimentos que comúnmente puede consumir. Utilizan reglas muy estrictas, basadas en pesar cada alimento y en comprar comida que muchas veces está fuera del alcance del bolsillo. Obligan a las personas a tener una vida alterna, para poder llevarla a cabo al pie de la letra.

Las personas viven bajo el estrés de tener que "cumplir la dieta" para bajar de peso, obligándose a abstenerse de muchos eventos con tal de evitar alimentos que les prohíben. Y cuando van, se someten a más estrés, al ver a los demás comer lo que ellos no pueden. Esto va generando cada vez más ansiedad, por tener que aplicar la típica "fuerza de voluntad".

Además de que estos métodos no están basados en la realidad de las personas, hay que sumar lo desequilibradas que están, ya que solo se basan en una restricción drástica de calorías. Las calorías que consumen no siempre tienen un valor nutricional, pueden ser "calorías vacías"; es decir, pueden cubrir por un momento tu necesidad de comer, pero no cumplen ninguna función dentro de tus células. No tienen un aporte de proteína, fibra, vitaminas, ni minerales. Al no tener ningún aporte nutricional, nuestras células se quedan con hambre, ya que ellas son las que se encargan de sostener todas las funciones de nuestro cuerpo. Ellas no trabajan con alimentos que, aunque sean bajos en calorías o *light*, no tengan nutrientes.

Al no obtener estos nutrientes de los alimentos que las dietas te calcularon, tu cuerpo se ve en la necesidad de utilizar tus músculos como combustible, ya que esa es tu caja fuerte, que únicamente debería de utilizarse en un caso extremo de inanición o de enfermedad.

Al sufrir una descompensación y desnutrición por "comerte tus músculos", no es sostenible sobrevivir. Aunado a esto, la ansiedad está presente todo el tiempo por la restricción tan drástica a la que fuiste sometido durante un período. Los kilos que llegaste a perder bajo este estrés son falsos, ya que no los perdiste con tu realidad. Además, en la gran mayoría de los casos, lo que perdiste es agua y músculos, poco se pierde realmente de las reservas de grasa.

La cultura de la dieta piensa que las personas tienen una vida perfecta, sin complicaciones y con un chef en la cocina. Creen que se puede vivir al margen de los alimentos que nos gustan, y lo único que consiguen, a pesar de toda la restricción, es que las personas no puedan tener una estabilidad, sino todo lo contrario. El famoso "rebote" te lleva a un desequilibrio emocional por volver a subir de peso y vivir en la frustración de siempre tener que estar a dieta, y no poder comer un alimento sin pensar en que volverás a engordar.

Desde que me dedico a ayudar a las personas a mejorar su salud y la relación con su cuerpo y los alimentos, les hago ver que, para tener un resultado diferente, necesitan hacer cosas diferentes. Si siempre has estado a dieta, tienes que empezar por dejarla, porque esta restringe, priva, obliga, harta, desmejora, frustra, deprime y desnutre a las personas. Necesitas conocer la nutrición que, por mucho, no solo te va a ayudar en tu composición corporal, sino que será una magia que correrá al interior de todas tus células.

Las dietas no funcionan y no lo van a hacer. Debemos cambiar de pensamiento, voltear a ver el cuerpo maravilloso que tenemos y la capacidad que tiene de funcionar, y ver a los alimentos como lo que son: alimentos solamente. Nuestro cuerpo los necesita para vivir, no para bajar de peso. Lo vuelvo a decir, la pérdida de peso solo será una consecuencia de nutrir y poner a trabajar al cuerpo, el número en la báscula no es lo más importante.

Estoy totalmente segura de que podremos empezar a tener un cambio real cuando la gente reciba la información correcta sobre cómo funciona su cuerpo, los alimentos que necesita para estar y sentirse bien, y dejar de pensar que debe vivir restringiéndose.

Me he topado con muchos pacientes que, después de haber acudido con varias nutriólogas, sienten que conmigo van a pasar por lo mismo: incomprensión, regaños, prejuicios, exigencia, restricción y falta de empatía. Quisiera decirte que esto lo estoy inventando, pero son ellos los que me han contado cómo los tratan, y ahí también está parte del problema; y no solamente los nutriólogos, también los doctores, no generalizo, solo menciono lo que ellos me han transmitido.

Las dietas no funcionan porque lo que necesitan las personas es aprender un concepto diferente sobre los alimentos y su cuerpo, un concepto libre de dieta, y perder el miedo a comer.

¿Sabes por qué siempre tienes hambre?

Cuando estás a dieta, ¿todo el tiempo tienes hambre y ansiedad?, ¿a media mañana te mueres de sueño?, ¿te duele la cabeza?, ¿te sientes mal cada vez que terminas de comer?, ¿llegas a la hora de la cena queriendo comerte una vaca entera?, ¿siempre estás de mal humor?

Una de las razones por las que la gente le tiene tanto miedo a las dietas es porque piensa que va a pasar hambre, y claro, esto es real, no te lo estás inventando. Lo primero que debes saber es que, al nutrirte, no vas a vivir con hambre, ni con ansiedad. Quizá no sepas distinguir entre una y otra, ya que las dietas solo te han hecho sentir mal y con desesperación por comer todo el tiempo. Ni siquiera puedes distinguir si muchos alimentos que comes es por la ansiedad que te genera la restricción, y no por el hambre normal de tu cuerpo, como señal de que ya necesitas alimentos.

Me acuerdo de la primera cita de Jorge. Él programó una consulta conmigo, no porque hubiera hecho dietas anteriormente, sino por sugerencia de su psicóloga. Jorge presentaba cuadros de ansiedad, así que el tratamiento estaba enfocado principalmente en poder estabilizarlo, que se sintiera mejor y que los ataques de ansiedad fueran espaciándose poco a poco. No nada más tenía ataques de ansiedad por comer, sino también relacionados a su estado de ánimo. La falta de nutrición perjudica mucho nuestro estado de ánimo.

El reto era aún más grande porque, desde la primera cita, Jorge me dijo: "No creo en los nutriólogos".

A unos cuatro meses de tratamiento, en una de nuestras citas, Jorge me comentó: "Cada vez son más lejanos mis episodios de ansiedad. Te puedo decir que prácticamente ya no me han sucedido, ni he necesitado de mi medicamento". Después dijo algo que es de las cosas que más me emociona de la evolución de mis pacientes: "No puedo creer lo bien que te puedes sentir todo el tiempo, sin ansiedad, sin "mal del puerco", despierto… ¿Por qué la gente no sabe esto?". Le dije: "La industria de la dieta y de los productos *light* es la que domina. Lo que más se cree es que entre menos calorías comas, es mejor, y de ahí es que ha tomado cada vez más fuerza, porque la nutrición no se le ha enseñado a las personas.

Lo que le explicaba a Jorge, así como a todos mis pacientes, es que la diferencia entre sentirte bien y mal, entre la nutrición y la dieta, es que la primera te estabiliza y armoniza todo tu cuerpo, es como si completaras lo que a tu cuerpo le hacía falta; mientras que la segunda solo genera más ansiedad por comer, sin realmente tener conciencia sobre los alimentos y sin disfrutarlos, ni hablemos de la desnutrición en la que terminan las personas después de hacer dietas.

A unos meses de tratamiento, Jorge pudo estabilizar su estado de ánimo y su necesidad constante por comer, aprendiendo a equilibrar sus nutrientes y a disfrutar.

La prohibición con que las dietas someten a las personas es lo que desata su necesidad por querer comer todo el tiempo. Hasta parece broma que, al estar a dieta, todo se te antoja. Por eso siempre viene un atracón de comida un día antes de empezar, por lo regular sucede los domingos o todo el mes de diciembre.

La ansiedad incontrolable que sientes por comer no es porque te falte fuerza de voluntad, es porque tu glucosa se encuentra inestable y tu insulina (la hormona que controla la entrada de glucosa a tus células) está trabajando mucho más. Esto se siente como si estuvieras en una montaña rusa, es decir, en un momento sientes mucha energía, como si estuvieras en la cima de la montaña, y luego sientes que te mueres de sueño, que todo se te antoja y no puedes parar de comer, como si el carrito estuviera en lo más bajo. Así como son de rápidas las subidas y bajadas en la montaña rusa, así está sucediendo con tu glucosa en la sangre. Tu cerebro va de arriba a abajo en muy poco tiempo. La ansiedad desaparecerá hasta que salgas de la montaña rusa en la que vives todos los días.

Si quieres un resultado verdadero y para toda la vida, lo más importante es estabilizar tus niveles de glucosa en la sangre. Este subir y bajar no quiere decir necesariamente que exista un problema de diabetes, sino que tus niveles de glucosa no se mantienen constantes. La estabilidad de tu glucosa en la sangre es lo que hará toda la diferencia entre sentirte muy bien todo el día, desde que despiertas con energía, sin ansiedad y sin antojos (aunque no lo creas), o muy mal, sin energía, con sueño y bostezando todo el tiempo, con el famoso "mal del puerco", con ansiedad, desconcentrado e irritable.

El combustible de nuestro cerebro son los carbohidratos (glucosa), y siempre quiere tener disponibles para sentirse bien. Si no tiene, comienza a exigirlos desesperadamente (tu carrito de la montaña rusa está en lo más bajo), y sientes muchas ganas de comer dulce. En cambio, si tu cerebro tiene siempre disponible su combustible, no te exige nada, y te sientes muy bien todo el tiempo.

Hay alimentos que son ladrones de energía y que te mantienen en una montaña rusa, y otros que te permiten sentirte estable, como en una línea recta. No tiene que ver el número de calorías que contienen, si son *light*, *keto* o veganos, lo que importa es cómo se van a absorber en tu organismo, cómo los va a utilizar tu cerebro y los nutrientes que te aporten.

En la primera cita en línea que tuvimos Brenda y yo, me comentó que llevaba meses sintiéndose cansada, sin energía, con mala digestión y malestar en general, esto incluso impactaba en su estado de ánimo. Ella había tomado un taller en línea conmigo sobre productos industrializados y *light*, y en este le nació la inquietud de saber si lo que sentía tenía que ver con lo que comía, porque gran parte de los alimentos que consumía eran *light* o con endulzantes artificiales, y los incorporaba a sus comidas varias veces al día. Brenda era de las mujeres que han vivido envueltas en la mercadotecnia del mundo de las dietas.

Por otro lado, no consumía nada de fruta desde hacía meses porque había escuchado que el azúcar que contenía hacía daño. Tenía muy mala rutina de sueño, lo último que hacía en el día antes de dormir era estar viendo el celular, y cada día le costaba mucho poder levantarse y hacer ejercicio. También me comentó que varios días de la semana no desayunaba, solo se tomaba un café para sentir energía, pero a media mañana estaba peor. En fin, a los días de Brenda les faltaba mucha nutrición.

Lo primero que hice fue retirarle todo lo *light*, *keto* o *sugar free* que tenía en su alacena, y le indiqué que dejara de usar cualquier endulzante artificial. Lo segundo fue introducir el consumo de tres frutas durante su día. Lo tercero fue aconsejarle dejar de usar el celular antes de meterse a la cama, y cambiarlo por apagar las luces y hacer respiraciones profundas.

A los cuatro días recibí un mensaje de Brenda: "Me siento mucho mejor, mi intestino ya comenzó a trabajar y mi energía está volviendo poco a poco. Ya no me está costando tanto levantarme en las mañanas para salir a caminar y tampoco me da sueño durante el día. ¿Cómo es posible que uno viva dependiendo de tantos alimentos artificiales, pensando que por ser *light* son mejores? Hoy me doy cuenta de que eran una parte importante de lo que estaba drenando mi energía. ¡Qué increíble lo que puede hacer la fruta!, ahora por nada se me olvida comerla".

Las dietas te mantienen en una montaña rusa porque usan muchos alimentos o productos como los que te acabo de mencionar (de moda). Estos están muy lejos de estabilizar tus niveles de glucosa, al contrario, son especialistas en volver loco a tu cerebro, exigiendo desesperadamente más azúcar.

Para poder estabilizar tus niveles de glucosa en la sangre, no tienes que restringir alimentos ni comer pocas calorías, lo primero que necesitas es integrar a tu vida diaria un alimento básico, el mejor combustible para tu cerebro, que lo mantiene feliz, alerta, despierto y concentrado: la maravillosa fruta. Sí, aunque puedas pensar que es mala porque en los últimos años te han hecho creer que es la villana, la realidad es que su azúcar se absorbe de una manera muy adecuada para no hacer una montaña rusa en nuestros niveles de glucosa, y esto es gracias a la fibra y el agua que contiene.

Con todos estos años que llevo conociendo el funcionamiento y el comportamiento de los alimentos en nuestras células, te lo digo con seguridad: no hagas grandes cambios, sobre todo drásticos, no funciona así. Concéntrate en hacer pequeños cambios que sean sostenibles para ti y tu estilo de vida.

Uno de los primeros cambios que te aconsejo hacer, porque de este parten todos los demás, es: come hoy tres frutas durante el día, y pasado mañana ya tendrás reacciones y efectos que no vas a creer. Notarás que la ansiedad empieza a bajar. Se van el sueño, los dolores de cabeza, la irritabilidad y los cambios de humor. La energía aumenta durante el día, estás más alerta o con menos confusión mental, tienes una mayor concentración y duermes mejor. Esto es porque tu glucosa en la sangre comienza a estabilizarse, algo que nunca se va a lograr con alimentos procesados ni *light*, sino con alimentos reales, que vienen de la tierra, principalmente la fruta. Este efecto también lo hace la avena, las leguminosas (frijoles, lentejas, garbanzos, alubias, habas), las tortillas de maíz, papa, camote, quinoa y amaranto.

Ale empezó a tomar tratamiento conmigo por una razón que muchas personas pensarían que nada tiene que ver con la nutrición: la depresión.

En las primeras citas con Ale, solo tratábamos de mantener estables sus crisis, dentro de los picos que tiene la depresión. Hubo días buenos, días malos, días peores, días mejores, y así fuimos avanzando. A consecuencia de sus crisis, le venían periodos de migraña que la incapacitaban, y solo quería dormir para olvidarse del dolor. Dentro de las primeras citas, recuerdo que uno de sus comentarios fue acerca de la fruta, dijo que se había dado cuenta de que, desde que comenzó a comerla, sus migrañas, aunque seguían siendo constantes, eran mucho más cortas. Desde ese momento, la fruta se convirtió en su mejor amiga.

Tuvimos una pausa, seguíamos con altas y bajas, aunque empezaron a notarse menos las bajas. Al paso de unos meses, yo veía mejor su semblante. Me daba cuenta de que Ale podía organizarse mucho mejor con sus alimentos porque, por la misma depresión, en ocasiones se le hacía complicada la preparación.

Sus desayunos, comidas y cenas eran cada día más equilibradas, y su semblante iba mejorando. En una de nuestras citas, me dijo: "En estos días estuve platicando sobre las dietas con un amigo, porque él siempre ha hecho. Le conté que yo estaba nutriéndome, no haciendo dieta. En ese momento me di cuenta de que ya habían pasado al menos tres meses desde la última crisis de depresión que tuve. Sí he tenido flojera, pero es muy diferente. Me percaté de que me he sentido muy bien, y también de que las frutas realmente me salvaron de todo esto. Ellas hicieron lo que no se pudo con terapia, ni con medicamento. Desde que comencé a comer fruta y traté de ser constante, fue que empecé a levantarme".

Bueno, me faltan palabras para expresar la emoción que sentí con los resultados de Ale. Nunca había visto un impacto de este tipo a causa de la nutrición. Si bien me doy cuenta de que los alcances que tiene son inimaginables, este tipo de casos me comprueban que no hay nada mejor que la nutrición para hacer resurgir al cuerpo y sus emociones.

Empieza a distinguir de qué calidad son tus carbohidratos. Para esto, pregúntate: ¿qué es lo que te van a ofrecer: energía o hambre? No todos los carbohidratos son malos y engordan, como siempre se ha escuchado, hay unos que dan energía y frenan la ansiedad, además, nutren todas las células de tu cuerpo.

Por lo regular, los carbohidratos procesados o industrializados son los que ofrecen menos energía y beneficios a nuestras células. Estos se han encargado de que la ansiedad por comer todo el tiempo se encuentre cada vez peor. Productos como los cereales comerciales (que se anuncian como un desayuno), bísquets, tortillas de harina, pan dulce, frituras, pastas, hot cakes, aderezos para ensaladas, kétchup, cremas artificiales para el café, jugos embotellados, jugos naturales, bebidas "energizantes", refrescos y cualquier otra bebida que contenga azúcar, así como bebidas y alimentos que contengan endulzantes artificiales no calóricos, se ha comprobado a través de diversos estudios que tienen el mismo o peor efecto que el azúcar. De hecho, algo que yo misma he podido detectar en los últimos años es que la resistencia a la insulina se ha disparado, como si fuera un virus, justo a partir de la invasión de productos *light*, *sugar free* o *keto*, que utilizan endulzantes artificiales.

Las dietas casi no trabajan con nutrientes, lo hacen más con productos bajos en calorías para poder cumplir con el déficit calórico. Esto funcionará por un período corto, pero no es sostenible.

Mucha gente es incapaz de contenerse a un antojo porque a su cerebro le falta combustible, por la mala calidad de carbohidratos que recibe. A cada momento estarán queriendo comer desesperadamente porque se encuentran en estado de ansiedad, y cualquier alimento les parece atractivo.

El cerebro no aprendió de la nada a querer comer postres, harinas y galletas; este fue un hábito que se le enseñó. Si exige pastel es porque se le enseñó a pedirlo , si quiere fruta es porque se le enseñó a pedirla. Nuestro cerebro es un órgano que se puede programar, lo que se le enseña repetitivamente durante un determinado tiempo, lo convierte en un hábito.

Te voy a dar mi ejemplo en particular. No te lo cuento porque yo sea nutrióloga y me dedique a esto, sino porque también yo fui aprendiendo cómo es que a mí el pastel y las galletas no me parecen tan atractivas, ni me generan ansiedad. Con esto no quiere decir que nunca los coma, solo que no son alimentos que me llamen mucho la atención por su sabor.

Desde que tengo uso de razón, siempre ha habido fruta en mis comidas, además de las verduras. No fue este el motivo por el que yo estudié nutrición, más adelante te cuento la razón por la cual yo decidí dedicarme a esto que tanto me apasiona. Mis hermanos y yo fuimos acostumbrados por mi mamá a consumir siempre estos alimentos como parte normal de nuestra alimentación, no porque mi mamá nos tuviera a dieta, ni para que no engordáramos, solo fue algo que ella aprendió porque su mamá también se lo transmitió y se convirtió en nuestro patrón de conducta alimentaria.

Nuestro cerebro necesita de un determinado tiempo, se dice que veintiún días aproximadamente, para poder programar un hábito. ¿Por qué yo no como pastel cotidianamente? No porque sea nutrióloga o piense que engorde o sea malo; al contrario, parte de escribir este libro y compartirte todo lo que he vivido como nutrióloga es enseñarte que el pastel no tiene la culpa. Casi no como pastel porque nunca me enseñaron a comerlo de manera constante. Mi consumo de pastel solo se relacionaba con algún cumpleaños o festejo especial, y crecí viéndolo así. Nadie me dijo que era malo, que no era permitido o que engordaba, mi relación con el pastel no era negativa, ni se convirtió en un alimento deseado por ser prohibido, como pasa en muchos casos con las mujeres, que el pastel es uno de los alimentos más temidos.

Al no tener un consumo constante, mi cerebro no creó un hábito o una programación, como yo le llamo, de comer azúcar (pastel, pan o galletas). Claro, en ciertas ocasiones los comí en la escuela o en alguna fiesta; pero, como no era un consumo continuo, no alcancé a registrarlo como un hábito. Lo que no se consume de manera frecuente no puede convertirse en un hábito, no existirá un enganchamiento con estos alimentos si el cerebro no lo aprende.

Toda conducta es aprendida. Mis papás no comían azúcar ni tomaban refresco; nunca había nieve, dulces, cajeta o Nutella en casa, ni siquiera cereales con azúcar y, si acaso nos daban, era alguno sin azúcar. Al crecer, actué de la misma forma. Lo que sí tengo muy arraigado es el consumo de frutas. Si algún día no como fruta (rarísimo que suceda), siento muchísima necesidad de comerla, porque es lo que mi cerebro conoce y está acostumbrado a pedir desde que tengo uso de razón. Así como muchas personas sienten esta urgencia de comer dulce, a mí me pasa con las frutas y las verduras.

En el siguiente capítulo, desmenuzaré más a detalle cómo es que se puede lograr este equilibrio para que puedas empezar a dejar de tener ansiedad y sentirte con más energía, sin urgencia de estar buscando comida, sobre todo, azúcar.

Conforme vas recibiendo todos los nutrientes que necesitas y estos se van equilibrando en tu organismo, tienes más energía y tu cuerpo se siente cada vez más estable. Poco a poco se te antojan menos los alimentos que no te nutren, y no por pensar si puedes comerlos o no, sino porque tu cuerpo se mantiene estable y no tiene necesidad de pedirte nada. Por fin le brindaste lo que ha querido toda la vida: nutrirse. Ya no hay una urgencia de comer todo el tiempo porque tus células han recibido todos los ladrillos para construir tu "casa nueva". Tú te sientes bien siempre, en todos los sentidos, no solo con tu peso.

Durante muchos años nos han engañado haciéndonos creer que con restringirnos lograríamos el "peso ideal", y es lo que menos ha sucedido. Cada vez hay más sentimientos de desesperación, tristeza, hartazgo y ansiedad en las personas.

Nuestro cuerpo necesita nutrientes para nuestras células, para funcionar, mantenernos vivos, estables, lejos de la enfermedad y con nuestros órganos trabajando perfectamente.

Deja ya de restringirte pensando que esa es la solución. Te invito a reflexionar: ¿cuántos años llevas privando a tu cuerpo de los nutrientes que necesita para poder funcionar? El estado en el que tenemos a nuestro cuerpo el día de hoy, tanto en peso como en salud, es solamente el resultado de lo que hemos hecho con él. Nos entregaron un cuerpo nuevo, con la capacidad de autosanarse, y con el paso del tiempo muchas personas se han encargado de enfermarlo. Nuestro cuerpo no es estreñido solo porque sí, tampoco es normal que tenga gastritis, cansancio permanente y dolores de cabeza cada día. Todas estas son alertas que nos envía porque le falta algo. Nuestro organismo responde de acuerdo a los alimentos que decidimos darle o negarle.

Si decides darte una oportunidad y ayudarle a tu cuerpo a funcionar correctamente, verás que ese peso que has anhelado durante tantos años lo alcanzarás más fácilmente nutriéndote que "viviendo a dieta" y, lo mejor de todo, aprendiendo también a disfrutar de lo que te gusta, sin culpa.

¿Cómo se cuentan los nutrientes y no las calorías?

Cuando aprendes a contar tus nutrientes (carbohidratos, proteínas y grasas) puedes brindarle a tu cuerpo los alimentos que todas tus células aprovecharán para realizar las funciones que necesitan hacer durante el día.

No se trata de seguir preocupados por cuántas calorías tiene un alimento o por estar pesándolo y midiéndolo. Esto no sirve, no es real. Lo que sí es muy real, es empezar a conocer tu cuerpo y los alimentos que necesita, y aprender a disfrutar de los que te gustan. Ha llegado el momento de comer esa rebanada de pastel, o ese alimento al que siempre le has tenido miedo, con libertad y con la confianza de que no tiene nada de malo, y de que haberte privado tanto tiempo fue lo que más ocasionó el daño.

¿Suena difícil? Quizá porque es algo que no se ha enseñado y no se sabe por dónde empezar, pero para eso es este libro: para aprender un poco de cada cosa que necesita nuestro cuerpo.

Es muy importante dejar atrás la preocupación y la obsesión por querer llegar a un número en la báscula. Comienza por escuchar lo que el cuerpo en realidad sí necesita y que de seguro lleva años gritando.

Anteriormente vimos que hay alimentos que te mantienen siempre en una montaña rusa de energía y que vuelven loco a tu cerebro, queriendo más azúcar a cada instante; mientras que hay otros que mantienen estable tu energía durante todo el día y hacen muy feliz a tu cerebro, sin la necesidad de pedir absolutamente nada. Una vez más te lo digo, no tiene que ver con su número de calorías, sino con sus nutrientes.

¿Sabías que desayunar dos tacos de huevo revuelto en tortilla de maíz, con aguacate y jitomate, es mucho mejor que una barrita de cereal baja en calorías?

¿Te impresiona? Claro, porque siempre te han dicho que la tortilla engorda, y que para bajar de peso debes eliminarla de tu vida. Esto es lo más falso que existe acerca de este alimento. La mayoría de mis pacientes, al explicarles cómo contar nutrientes, se quedan con la boca abierta cuando van entendiendo que contar calorías ha sido el peor engaño de ese martirio por el que han pasado durante años.

Dos tacos de huevo revuelto en tortilla de maíz, con aguacate y jitomate, tienen aproximadamente trescientas cincuenta calorías. Esto es tres veces más de la cantidad que tienen las barritas de cereal, que rondan las cien calorías. Pensarías de inmediato (porque así te enseñaron) que los tacos te van a engordar, ya que tienen más calorías y, para poder bajar de peso, necesitarías comerte la barrita por tener menos calorías.

Aquí te explico por qué las dietas y contar calorías no sirve.

El desayuno de los taquitos de trescientas cincuenta calorías te va a brindar un equilibrio entre los tres macronutrientes que necesitas para que tus células trabajen adecuadamente:

- **Carbohidratos:** las dos tortillas de maíz, además de aportar energía, nos brindan: fibra, calcio, potasio, fósforo, niacina y vitaminas A, B y C.
- **Proteínas:** uno o dos huevos revueltos, que nos ayudan a construir masa muscular. Contienen colina, un nutriente necesario para la memoria. El huevo nos ayuda a fortalecer nuestras uñas, a mejorar la salud de nuestra piel y cabello y, además, fuera de lo que se piensa del colesterol de la yema, este es necesario para nuestras hormonas, y su consumo también nos ayuda a bajar los niveles de colesterol malo. Podemos consumir hasta dos huevos diarios, con todo y yema. También ayuda a prevenir cataratas.
- **Grasas:** aguacate, que es importante para la nutrición de nuestro cerebro. Además, es rico en fibra, que ayuda al funcionamiento de nuestro intestino, y es un alimento para la salud de la matriz. También ayuda a estimular una hormona que se llama leptina y es la encargada de frenar el apetito.
- **El jitomate, o cualquier otra verdura** que se le pueda agregar a nuestros platillos, siempre será de gran ayuda por la cantidad de fibra y agua que nos aporta. Su valor calórico es casi nulo, así que son de consumo libre y, entre más cantidad, mayores beneficios se tendrán. En este caso, el jitomate es un alimento para nuestro corazón, ya que es un cardioprotector, además de contener antioxidantes y vitamina A. Contiene licopeno, un carotenoide responsable del color rojo del jitomate, antioxidante que ayuda a prevenir enfermedades crónicas como el cáncer, enfermedades cardiovasculares y neurodegenerativas, e hipertensión.

Son trescientas cincuenta calorías que, por lo que acabas de leer, se absorbieron para beneficio de nuestras células y no hubo algo que no se aprovechara. Además, al tener los tres macronutrientes (carbohidratos, proteínas y grasas) , nuestro cuerpo se armoniza por toda la estabilidad que le fue provista. Con un desayuno así, cada una de tus necesidades fue cubierta, de tal forma que no te quedarás con hambre, ni tendrás que buscar comida de manera inmediata.

Las cien calorías de la barrita de cereal no tienen provecho alguno, porque es un alimento procesado. Llega a tener desde veinte hasta cuarenta ingredientes en su fabricación, de los cuales muchos te aportan más intoxicación que un beneficio real. Además, estimula tu insulina, por lo que es un alimento que te llevará a la montaña rusa y te provocará mucha hambre en poco tiempo.

Entre más industrializado esté el alimento, menos lo necesita tu cuerpo y más desestabilización te provocará.

No se trata de satanizar y vivir al margen de los productos industrializados. Como siempre les digo a mis pacientes en la consulta: lo más importante es cubrir todos los días las necesidades de nutrientes que tiene nuestro cuerpo, y este tendrá la capacidad de lidiar con alimentos que no nos nutren. Pero, si empezamos a excedernos en el consumo de alimentos procesados, de cero valor nutritivo, y le damos a nuestro cuerpo cada día menos alimentos que le ayudan y que necesita, evidentemente, la fórmula no nos dará un buen resultado; no solo hablando de un peso, sino de nuestra salud.

Lo que trato de transmitirte con este libro es que aprendas a conocer tu cuerpo y te des cuenta de la capacidad que tiene de trabajar y de hacer magia. Solo hay que darle el combustible adecuado. Disfrutar de un alimento, en cantidades moderadas, no tiene por qué causar un problema. Solo se trata de aprender a crear matices y no de irte al extremo del blanco o del negro.

¿Quieres hacer la prueba de comenzar a nutrir tu cuerpo?, ¿consideras abandonar todas las dietas que has hecho y dejar de preocuparte por si algo engorda, es malo, está prohibido o se sale de tu dieta?, ¿te da miedo?, ¿te suena extraño?, ¿crees que es posible lograr un resultado positivo sin ponerte a dieta?, ¿realmente has tenido un resultado sostenible cuando has vivido con restricciones?

Siempre que recibo a un paciente por primera vez, le explico todo lo que acabas de leer: la importancia de una sinergia entre la nutrición, el estrés, el descanso reparador y la relación emocional que tenemos con los alimentos, especialmente, la importancia de olvidarnos de la prohibición de algunos de ellos.

El resultado de peso y de salud que tienes hasta el día de hoy no lo hizo una rebanada de pastel solamente, ni haber disfrutado de alimentos ricos en tus vacaciones o porque cumpliste años y tuviste una semana de mucho festejo y comida. El problema que tenemos con el peso y la salud es resultado del exceso y la constancia en el consumo de alimentos que no tuvieron un solo provecho para nuestro organismo, pero sobre todo y lo más importante, por toda la falta de nutrición en tu cuerpo durante años.

Así como tú contestaste un cuestionario al inicio del libro, este también lo aplico a mis pacientes. Un ejemplo claro de la falta de nutrición es la cantidad de frutas que el cuerpo necesita, de las que mayormente las células obtienen todos los nutrientes para trabajar. Nuestro cuerpo necesita de tres a cinco porciones de fruta diarias para trabajar y para funcionar correctamente, es el deber ser de nuestras células. Cuando les pregunto a mis pacientes cuántas frutas se comen a la semana, lo regular es escuchar que se comen de tres a cinco; pero no diariamente como se necesita, sino semanalmente, en el mejor de los casos. Es usual encontrar que las personas nunca comen fruta.

A mis pacientes les pido hacer el siguiente cálculo: si necesitamos al menos tres porciones diarias de fruta, siete días de la semana, cuatro semanas al mes y doce meses al año, nos da como resultado que nuestro cuerpo necesita alrededor de 1008 frutas al año para funcionar, mantenernos vivos y sanos en este mundo. Ahora, multiplicado por la edad de la persona, es el total de frutas que ha necesitado nuestro cuerpo solo para vivir. La siguiente pregunta que les hago es: "¿Las comiste?". La respuesta siempre es no, ni siquiera están seguros de haber cubierto un diez por ciento. Enseguida les invito a reflexionar sobre su salud. En vez de quejarse sobre por qué su cuerpo tiene sobrepeso o alguna enfermedad, sería mejor preguntarse: ¿cuántos nutrientes le debo a mi cuerpo?

¿Te das cuenta de por qué los cuerpos desde temprana edad ya están muy enfermos?, ¿verdad que una rebanada de pastel no es el único culpable? La falta de salud se debe a una combinación de falta de nutrición durante años, tal vez desde la infancia, con años de consumo de alimentos industrializados en exceso.

Decidí escribir este libro porque me di cuenta de lo lastimada que está la gente por vivir a dieta, porque viven engañados por la industria alimentaria, con un miedo increíble a comer, porque no conocen la nutrición, ya que nadie se las ha enseñado, tampoco saben cómo funciona su cuerpo ni los alimentos que necesita. Es una tristeza que la única información sobre los alimentos a la que la gente tiene acceso es la relacionada con las dietas.

Me conmueve darme cuenta que, con cada uno de los pacientes que veo en mi consulta, estamos recuperando su cuerpo y sus emociones desde la nutrición. El peso solo es uno de los tantos resultados de que todo está funcionando correctamente por dentro, desde la raíz.

¿Quieres aprender a nutrirte y darle a tu cuerpo lo que necesita para comprobar que *disfrutar no engorda*? En el último capítulo te contaré lo que puedes hacer para comenzar a sentir la diferencia desde el segundo día de nutrición.

Capítulo 4
¿Cómo nutrirme y desconectarme?

¿Por dónde empezar?

Ahora que llegaste a la última parte del libro (no menos importante que las anteriores), podrás aplicar todo lo que has leído hasta el momento. Con lo que hemos abordado hasta este punto estás listo para eliminar de tu mente los pensamientos de: "¿Por qué no bajo de peso?", "¡Ya me sé todas las dietas!", "¡Ya nada me funciona!", "¡Siento que hasta el agua me engorda!", "¿Por qué los hombres bajan tan rápido?", "¿Por qué siempre tengo que estar a dieta? ".

Es el momento de que hagas una diferencia, que por primera vez voltees a ver todo lo que le ha hecho falta a tu cuerpo y empieces a cubrirlo: nutrición, descanso, relajación, disfrutar, comer rico y despreocuparte. ¿Lo has hecho alguna vez?

Te hago esta pregunta: si siempre has estado a dieta, has perdido años y años, y cada vez te sientes peor, ¿por qué no darte la oportunidad de hacer todo lo contrario? Deja de privarte, de exigirte, de querer ser perfecta, y empieza a disfrutar. ¿Por qué no darte la oportunidad de empezar a conocer, escuchar a tu cuerpo y darle lo que necesita: nutrición y otros alimentos que también te gustan? Ponerte a dieta no te ha funcionado; pero ¿qué tal si la nutrición sí? Yo no lo dudo ni poco porque lo vivo todos los días con mis pacientes.

Actualmente, cuando recibo pacientes por primera vez y también cuando hago mis talleres presenciales o en línea, comienzo siempre hablando de la reprogramación de los hábitos y cómo puedes estabilizar la glucosa, el combustible de tu cerebro. De aquí parte todo, sin necesidad de restringir.

En el capítulo anterior te conté por qué siempre tienes hambre y cómo esta ansiedad por comer todo el tiempo surge y se instala como un modo de vida. Nuestro cerebro se alimenta de carbohidratos, no de proteínas ni de grasas.

Pero, dependiendo del tipo de carbohidratos que le demos, es el tiempo que durará el combustible, manteniéndolo estable o inquieto. Nuestro cerebro no aprendió solo a pedirte pastel, galletas o cosas dulces, fue una conducta que aprendió y se volvió un hábito. Necesitas reprogramar ese hábito y hacerlo un estilo de vida. No tienes que ser perfecta, solo requieres mejorar cada día.

He visto a mis pacientes cómo, a medida que se nutren diariamente, van conociendo un concepto distinto de los alimentos, se sienten mejor porque cada vez se encuentran más estables. Nutrirse todos los días no tiene que ver con restringirse, sino aprender qué es lo que necesita nuestro cuerpo y brindárselo. Para reprogramar nuestros hábitos hay que aprender a cambiar el tipo de carbohidratos que necesita nuestro cerebro, y disminuir los que te quitan energía y te desestabilizan. Esto hará que la ansiedad desaparezca, recuperes tu energía, y que los antojos dejen de ser urgentes. No se trata de que te prohíbas y te restrinjas, al darle el combustible adecuado a nuestro cerebro, verás cómo deja de pedirte comida urgentemente. Nunca he restringido a mis pacientes porque sé lo que va a pasar cuando comencemos a dar el combustible correcto al cerebro y estabilizarlo.

¿Qué se necesita?

Necesitas concentrarte cada día en tu nutrición. Primordialmente, darle a tu cuerpo los tres macronutrientes que ya hemos visto, disminuir (sin prohibirte) lo más posible el consumo de cualquier tipo de azúcar, harina o alimento procesado (pastas, cereales de caja, barritas integrales, galletas de cualquier tipo, pan de caja, panadería y repostería dulce, frituras, palomitas, tortillas de harina, cremas para el café, mermeladas, cajetas, bebidas o alimentos que sean *light*, reducidos en azúcar o con endulzantes artificiales), y concentrarte en los carbohidratos que ayudan a nuestro cerebro a estabilizar sus niveles de glucosa, que te darán energía constante durante todo el día: frutas (en primer lugar), avena en hojuelas, tortillas de maíz, tostadas horneadas a base de maíz y leguminosas (frijoles, lentejas, garbanzos, habas y alubias), papa, camote, quinoa y amaranto.

Sé que te suena terrorífico pensar en no comer los carbohidratos procesados y refinados que mencioné primero , y no es que nunca vayas a volver a comerlos, solo se trata de aprender a elegirlos a conciencia para consumirlos de una manera adecuada y en equilibrio con tu nutrición. De esta manera podrás experimentar lo que es sentirte bien y con energía, estar tranquilo durante el día, sin ese nerviosismo de pensar a cada instante en qué comer.

¿Piensas que te va a dar hambre y te va a doler la cabeza sin los productos *light*? Puedo decirte que, al consumirlos, te estás comiendo a tus enemigos. Esto no se trata de si te suben de peso o no, sino de que te estás comiendo a los alimentos que te causan más hambre y ansiedad. Ellos son los culpables de que nunca te detengas. Constantemente te preguntas por qué no tienes fuerza de voluntad y dejas de comer, no puedes hacerlo porque es algo químico que provoca que te sientas sin energía y con más hambre. Por más que te aguantes, tu cerebro está inestable debido al tipo de carbohidratos que recibió, no son calorías nada más. Cuando empieces a cambiar el tipo de combustible, verás la gran diferencia desde el segundo día, comenzarás a sentirte tan bien todo el tiempo que no lo creerás.

La segunda cita de mis pacientes sucede a la semana de la primera, y siempre me dicen que, tras esos primeros siete días de nutrición, comienzan a sentir diferencias. No solo se sienten desinflamados y la ropa les queda mejor, también me comentan que no sienten que están a dieta porque no tuvieron hambre; al contrario, lo primero que sienten al empezar a nutrirse es más energía, y ya no tienen ganas de dormir durante el día. Otro de los cambios que siempre refieren es la frecuencia en sus evacuaciones, ellos pensaban que eran estreñidos, pero se dan cuenta de que no, que su intestino simplemente no tenía con qué funcionar de manera adecuada.

Esto sucede con solo darle siete días de combustible correcto a nuestro cuerpo. Ahora, imagina cuando decidas tener una vida de nutrición… sentirás que es magia, sin exagerar. Una vez más te lo digo: no es que tengas que estar a dieta, ni que nunca más vuelvas a comer un postre, se trata de que no has puesto a trabajar a tu cuerpo con la nutrición que necesita.

Necesitas enfocarte en una perspectiva diferente, conocer el concepto correcto de los alimentos y de la nutrición. Las dietas nos enseñaron a fijarnos en todo lo malo que hacemos y comemos, en sentir culpa todo el tiempo por comer, en creer que si no es perfecto y restrictivo entonces no sirve. Las dietas han distorsionado toda la relación que se tiene con los alimentos y con nuestro cuerpo, y él no es así de estricto, solo quiere que lo nutras lo mayormente posible, y te recompensará todo el tiempo, no solo con un peso adecuado, sino con mucha salud y bienestar. Siempre les enseño a mis pacientes que dejen de darle energía a todo lo malo que las dietas les hicieron sentir, y que comiencen a darle valor a todo lo bueno que están haciendo por su cuerpo. Aunque sientan que es un pequeño avance, cada paso siempre es importante.

Te invito a que intentes cambiar el combustible que le das a tu cerebro, de siete a veintiún días. El alimento que más feliz lo hace y más lo estabiliza es la fruta. No dejes de comer las frutas que necesitas cada día y verás que, de pronto, un día tu cuerpo te la empezará a pedir sin pensarlo, solo aplícalo y sentirás la necesidad por comerla. Al mismo tiempo, dejarán de llamarte tanto la atención los productos con azúcares refinados como pasteles, panes y galletas, y no por pensar en que engorden, sino porque tu cuerpo dejará de pedirlos al recibir fruta.

Hace poco inicié tratamiento con Ana, una paciente universitaria que, por lo regular, sus descansos y comidas los hacía en la universidad. En nuestra planeación, pudimos acomodar sus horarios para que fuera avanzando. En su primera cita, recuerdo que le conté de la reprogramación del cerebro y del cambio de combustible de azúcares y harinas refinadas a fruta. Le dije la frase: "Te dará sed de fruta". Se me quedó viendo con cara extraña y le dije: "No te preocupes, te vas a dar cuenta cuando te pase y me entenderás perfectamente". Pasaron unos quince días más de nutrición, y un día me mandó el siguiente mensaje: "¡Eres una bruja!". Reí y le pregunté por qué, ella solo me dijo: "Ya sé lo que es sed de fruta. Estaba en mi laboratorio deseando que se acabara la clase porque ya quería ir corriendo a comprar melón. Se me antojó muchísimo y me supo a gloria. Antes nunca pensaba en comer fruta, ¡y mucho menos se me antojaba!"

¿Quieres sentir "la sed de fruta"? Solo empieza a comerla siete días seguidos y luego otros siete, hasta que puedas completar al menos un mes de consumirla, verás cómo en automático la empiezas a buscar y se vuelve más atractiva para ti cada día, además de todos los beneficios que tendrás por comerla: ayuda a las reacciones del metabolismo, tus órganos comienzan a repararse y responder mejor, tu piel se vuelve más bonita, dejas de tener mal humor, y de las más importantes, tu cerebro estará feliz y se notará por todos lados.

¿Qué pasa entonces con el pastel y el pan dulce?

No se trata de que no los vuelvas a comer, o de que sigas pensando que son prohibidos o pecado, solo es un proceso por el que hay que empezar y reprogramar a tu cerebro con el nuevo combustible, el de la fruta. Requieres hacerlo con constancia, sin saltarte, porque estará pasando lista cada día. Conforme pases más días dando este combustible a tu cuerpo, poco a poco comenzará a desconocer el azúcar de los carbohidratos refinados (pan, galletas, pastel, refresco), y no es que dejen de gustarte, eso no sucede, solo que ya es un sabor más dulce que el de la fruta, que ya tu paladar y tu cerebro no reconocerán. Tu cerebro se reprogramará, la fruta le dará la energía que más lo estabiliza y no te pedirá ni te arrastrará a buscar otro tipo de azúcar porque tiene combustible disponible. Así que, no se trata de que te prives, sino de que aprendas a darle el combustible correcto y disfrutes de los alimentos de manera consciente, sin culpa y, sobre todo, sin dejar de nutrirte.

Imagínate esto: mientras tu cerebro está disfrutando y alimentándose de la fruta que, por sus beneficios, lo mantiene ocupado un buen rato, puede llegar a pasar un pastel a su lado, y claro que lo puede voltear a ver, incluso se le puede antojar; pero, como aún tiene combustible de la fruta para estar trabajando, no le es urgente, ni le es necesario ir detrás del pastel. ¿Ahora vas entendiendo un poco mejor? No se trata de seguir contando calorías, sino de conocer cómo funciona nuestro cuerpo, aprender a darle el combustible correcto al cerebro, y dejar de sufrir por los alimentos que te gustan.

Siempre que empiezo el tratamiento con algún paciente, hay una pregunta recurrente que me hacen: "¿Tengo alimentos libres?". Lo preguntan porque a la gente se le ha enseñado a pedir permiso o preguntar si es libre para comer algo, cuando disfrutar de los alimentos debería ser permitido solo por uno mismo. Yo les explico que no hay nada de malo en comer algo que nos gusta, que es parte de la vida y que disfrutar debe ser normal, además que al nutrirnos y, una vez que entren las frutas en la ecuación, se darán cuenta de que no es necesario pensar en privarse o en tener miedo de comer una rebanada de pastel.

Nuestro cuerpo nos marca los límites de lo que quiere y necesita, solo es cuestión de conectar con él y de aprender a escucharlo. Te darás cuenta de que él te indicará cuánto pastel quiere. Los pacientes se me quedan viendo con una cara de incredulidad cuando escuchan esto por primera vez, pero al paso de dos o tres citas, que ya tienen la nutrición trabajando dentro de sus células, se dan cuenta de que no es necesario prohibirse de ningún alimento.

María había empezado su tratamiento en septiembre con el fin de revertir la resistencia a la insulina. Durante mucho tiempo había consumido endulzantes artificiales y sobres con polvo para preparar agua de sabor, que también contienen este tipo de ingrediente. Resulta que todos estos productos estimulan a consumir más dulce, por la potencia de sabor que ofrecen a nuestro paladar y a nuestro cerebro. Empecé por quitarle todos los productos con estas características y le indiqué empezar con lo natural, primordialmente, la fruta.

Para finales de noviembre, después de varias semanas de desintoxicarse de estos sabores artificiales, decidió que quería tomar un café de la época navideña de cierta cafetería, que era su favorito y esperaba cada año para poder comprarlo. Recuerdo que un domingo me mandó un audio: "Mariana, fui por mi café, ya lo saboreaba antes de que me lo dieran. Le di el primer trago y se me hizo extremadamente dulce. Le quise dar otra oportunidad, le di otro trago, y seguía siendo un sabor dulce tan intenso que me causó un poco de asco. ¡No lo puedo creer!, ¿cómo es posible, si era mi favorito? Lo tuve que tirar". Recuerdo que reí y le dije: "Se llama nutrición, conectar con tu cuerpo y tus sentidos. Yo ya sé que va a pasar cuando entra la fruta y la nutrición a nuestro cuerpo".

¿Sabes por qué siempre quieres azúcar?

Porque solo le das al cuerpo azúcar sin beneficios. Al no haber nutrición, tu cerebro siempre estará buscándola porque no tiene cubiertas sus necesidades y sigue con "hambre". Hasta que no le des la nutrición que requiere, no podrás salir de este círculo vicioso. En el capítulo anterior hablamos sobre las calorías vacías, que son aquellas que no nos ofrecen nutrición. A causa de estas, nuestro cuerpo sigue pidiendo y pidiendo comer, y no va a parar hasta que cubras sus necesidades.

No hay ninguna receta mágica para el bienestar, solo se trata de seguir una fórmula simple: dar nutrición a nuestro cuerpo, cubrir las necesidades de nuestras células y aprender a disfrutar de los alimentos.

Conforme empieces a cubrir las necesidades de tus células, verás cómo se acaba el problema de ansiedad, cómo dejas de estar desesperado por comer y cómo quedas satisfecho más rápido. Tu vida dejará de girar en torno a querer comer todo el tiempo y pensar si eso te engorda o no .

Cuando comienzas a escuchar y atender tu cuerpo, brindándole la nutrición de la que te hablo, se estabiliza, funciona en orden y es capaz de permitirte disfrutar lo que quieras. No se trata de hacerlo perfecto, sino de hacerlo trabajar y funcionar.

En mis tratamientos siempre hago hincapié en que debemos aprender a disfrutar del alimento que queramos y no estar sufriendo por eso. El punto aquí es que primero tenemos que ser considerados con nuestro cuerpo, estar agradecidos con él y darle lo que necesita para funcionar correctamente.

¿Cómo pretendes no estar estreñido si nunca le das agua y verduras a tu cuerpo? Necesitas hacer un alto y darte la oportunidad de conocer la capacidad de funcionar de tu cuerpo. Ponerlo a dieta otra vez será el mismo cuento de siempre: seguir desestabilizando tu energía, tus hormonas, tu metabolismo y tus emociones.

Conforme avanzamos en el tratamiento y mis pacientes se dan la oportunidad de comenzar a nutrir su cuerpo, me encanta ver cómo se van sintiendo conforme su organismo va funcionando y mejorando. Les digo que sean observadores de todos los cambios que van surgiendo, no solo en relación con el peso y las medidas, sino a nivel interno. Todos sus órganos están resurgiendo, ahora reparados y funcionando bien. Esto va de la mano con enseñarles a disfrutar también de lo rico de los alimentos y que coman sin culpa, con libertad y confianza.

Mi tratamiento es un proceso diferente, un poco más complejo, y no porque no te vayas a sentir muy bien, sino porque te ayuda a borrar a ños de ideas negativas y de la mala información que te enseñaron las dietas, el miedo a ciertos alimentos, y olvidar lo que por años te han dicho: "¡No comas esto porque engorda!".

La concientización y el enseñarles a conocer lo bien que funciona su cuerpo, sin querer ser perfectos al comer, me ha permitido mostrar a mis pacientes que solo necesitan confiar en los alimentos, en cómo funcionan dentro de su cuerpo y en sus decisiones al disfrutar de lo que realmente quieren. Comer no es un pecado, como las dietas les han hecho creer.

Algo que siempre hago, a partir de la segunda o tercera semana de nutrición y estabilización, es poner a mis pacientes a escribir una lista de todo lo bueno que han sentido y qué cambios ha tenido su cuerpo desde que empezaron a nutrirse. Pueden comenzar con lo físico, pero les hago hincapié en que anoten también todos los cambios internos y emocionales. Esto lo hago para que estén conscientes del trabajo que hacen a diario con su cuerpo y que se sientan orgullosos por todo su esfuerzo ya que, generalmente, son pacientes que han hecho dietas restrictivas, en las que les enseñan a fijarse en todo lo malo que hicieron, así se hayan comido un solo alimento "prohibido", por eso siempre tienen miedo a fallar y sienten pena de decir lo que comen. Les enseño a valorar su proceso. Les pregunto si se les ha hecho difícil aprender a nutrir su cuerpo, para que se convenzan de   que la nutrición es más fácil que las dietas.

Laura y Omar empezaron su tratamiento conmigo bajo el mismo objetivo: aprender a nutrirse y tener una relación saludable con la comida. Al poco tiempo de empezar con la nutrición, les encargué hacer sus listas con todo lo que ya estaba sucediendo en su cuerpo a partir de nutrirse. En la consulta, cada uno me comentó sobre su lista. Laura, muy emocionada, me dijo: "Es increíble cuántas cosas pasan, ¡parece brujería! Es muy poquito el tiempo que ha pasado y, de plano, ya no siento esa urgencia de tener que comer algo dulce. No es que nunca coma cosas dulces, porque aún como chocolate, pero ya hay días en los que no sucede, cuando antes no lo perdonaba. Ahora es muy diferente, ya no es una necesidad. También siento mejor mi estómago, hasta bajé de medidas. La ropa me queda mucho mejor. Mi ciclo menstrual no tuvo síntomas, cuando antes siempre sufría de cólicos dolorosos, ahora lo experimenté como si no estuviera pasando. Siento que ya quedo satisfecha más rápido… Hasta me siento más inteligente, con más ideas, ¿es esto posible?".

Omar, por su parte, no era fan de las frutas y verduras, solo había aprendido a comerlas años atrás gracias a Laura, y aún se estaba acostumbrando a ellas. En esa ocasión, me dijo sorprendido: "Ya siento que me gusta la fruta, cuando antes, ¡ni pensarlo!, sobre todo las fresas, que para nada las comía, ahora siento el impulso de querer comerlas y eso se siente muy bien". Le dije que a esa sensación yo le llamó tener "sed de fruta", ¿recuerdas que lo comenté en otro ejemplo?

Les expliqué que todo lo que les estaba pasando era por la armonía que estaba sucediendo dentro de sus células, que el problema de ansiedad y de que la gente se sienta tan mal en todos los sentidos, es meramente desnutrición: al cuerpo le faltan elementos para trabajar y sentirse bien. Cuando nutres y le das a tu cuerpo todo lo que requiere, no hay manera de que no te sientas bien. ¡Hasta puedes llegar a pensar que es brujería! Les expliqué la importancia de siempre combinar carbohidratos, proteínas y grasas vegetales, porque cada uno cumple su misión, y ninguno es menos importante que el otro. Cada célula lleva un inventario de todo lo que necesita y, si está cubierto, no pide más, en ese momento desaparece la ansiedad, sin haberse sometido a restricciones de absolutamente nada.

A continuación, te voy a compartir cómo puedes empezar con tu proceso de cambio de combustible, de nutrición y de estabilización de tu cerebro, con esto podrás dar la bienvenida al comienzo de tu nueva vida.

Recuerda que una parte fundamental para el cambio es la canalización del estrés, el descanso reparador y la reconciliación con los alimentos (todo lo que vimos en los primeros dos capítulos). He visto muchos casos en los que, a pesar de tener una buena nutrición, si no se logran estos tres puntos, no sucede casi nada. Así que, necesitamos un poco de cada cosa: nutrir, descansar y disfrutar.

¿Cómo puedes desconectarte?

Es importante desconectarte antes de dormir para que puedas tener un descanso reparador. La actividad más usual y típica que te sugiero es simplemente escribir lo que traes en tu cabeza en una libreta; pero, es importante hacerlo a mano, sin utilizar teléfonos celulares ni tabletas. De hecho, antes de comenzar a escribir, es necesario que tu celular ya esté apagado o en modo avión, y lejos de tu cama. Puede ser que escribas solo tus pendientes del día siguiente, no importa si trabajas para alguna compañía, eres independiente, o te haces cargo de tu casa, el estrés se presenta en cualquiera de estos casos. Así que, si eres mamá y sientes que no te rinde el día, también empieza a escribir tus pendientes del día siguiente. Esta es una manera muy sencilla de poder canalizar toda la carga que juntaste en el día.

El problema es que nunca nos desconectamos, y poder dormir no significa descansar, son dos cosas muy diferentes. Tal vez puedes pensar que, porque no batallas para quedarte dormido, descansas bien, y no es cierto. Necesitas desconectar tu cerebro, el órgano que se encarga de toda esa máquina perfecta que es tu cuerpo.

Después de escribir todos tus pendientes, te sugiero que hagas respiraciones profundas durante unos minutos, o si te gusta la meditación y puedes practicarla en ese momento, es aún mejor. Te puedes quedar dormido mediante las respiraciones profundas y, con esto, ya habrás exhalado todo el estrés que generaste durante el día . Entre escribir y respirar, v erás lo que es despertar con energía, aunque no lo creas.

Respirar profundamente es una actividad que te ayudará a bajar la tensión arterial y la frecuencia cardiaca. Se dice también que esta práctica es como darle un masaje a todos tus órganos. ¿Cómo se realiza? Solo necesitas inhalar durante cinco segundos, sostener tu respiración otros cinco segundos, y exhalar nuevamente en cinco segundos. Poco a poco, sentirás como todo tu cuerpo empieza a relajarse y desconectarse. Ahora sí, ¡a descansar y reparar todo tu organismo durante la noche! Tenemos al cerebro exhausto por todos lados, sin nutrirlo y sobreviviendo, cuando es muy sencillo ayudarle a hacer un corte y empezar de nuevo todas las mañanas con un cuerpo reparado. ¡Inténtalo!

¿Tienes o has tenido algún pasatiempo?

También es importante que retomes o busques un pasatiempo, ya que es una de las actividades que más nos ayuda a desconectarnos de la rutina para que nuestro cerebro se vaya a dormir despreocupado. Puede ser la actividad que tú quieras y no tienes que invertir tanto tiempo en ella. En verdad, nuestro cuerpo está tan cansado y nuestro cerebro tan robotizado que, con veinte minutos que lo desconectes, verás la diferencia de tus noches y de tus días. No es válido decir que no tenemos tiempo para esto, porque todos hemos tenido al menos media hora para perderla en redes sociales. El pasatiempo que escojas, de preferencia, debe ser una actividad que no realices en tu rutina; es decir, ver televisión o jugar videojuegos no es un pasatiempo. Así que ve pensando qué hacías cuando tenías tiempo libre. Se trata de que elijas algo que sea libre de tecnología y de pantallas. Puede ser desde leer un libro, escuchar música que te guste, colorear, tejer, hacer sopas de letras, crucigramas, sudoku , hasta alguna manualidad. Hay muchas opciones, escoge la que más disfrutes.

Al desconectarte diariamente y empezar a hacer cosas diferentes, tendrás una manera de canalizar el estrés que acumulaste durante el día. El estrés que no se libera durante días, meses y años, tarde o temprano terminará por convertirse en una bomba de tiempo.

¿Sabes por qué el estrés es considerado actualmente una enfermedad? Porque al no liberarlo, es capaz de desestabilizar todo tu organismo y tus emociones, hasta colapsar. Mientras más estrés acumules, más cortisol estás liberando en tu organismo, y tu sistema inmune se va debilitando con el paso de los días.

El estrés se ha convertido en un común denominador en todos mis pacientes, y en todas las personas en general. Por eso es para mí de extrema importancia que, además de la nutrición, encontremos una manera de cómo ayudar a tu cuerpo a desahogar todo ese exceso de estrés y emociones que llevas cargando desde hace años, y que cada noche recibas el descanso que necesitas para tu proceso de reparación diaria.

Indicaciones para empezar tus primeros 7 a 21 días de nutrición:

- Trata de disminuir lo más posible el consumo de alimentos procesados, es decir, todos aquellos que hayan pasado por la industria alimentaria: pastas, cereales (de cualquier tipo), barritas de cereales integrales, galletas de avena o dulces, frituras, palomitas, panadería dulce, tortillas de harina, bísquets normales e integrales, mermeladas, cajetas, aderezos, kétchup. Elimina también cualquier producto que se venda como bajo en calorías, reducido en azúcar, *light* o con endulzantes artificiales, así como azúcares y harinas procesadas. Estos son los tipos de alimentos que se encargan de desestabilizar tus niveles de glucosa e insulina en la sangre, y te ponen en una montaña rusa, ocasionando más ansiedad por comer y robándote la energía, además de que no contienen nutrientes.

· Toma agua natural, de dos a tres litros diarios, solamente pura, no cuenta ningún otro líquido, aunque sea de sabores naturales. Tampoco cuenta el líquido que tomes por haber hecho ejercicio. Son treinta mililitros por cada kilogramo de tu peso actual.

· Lo ideal sería no endulzar ya nuestros alimentos y bebidas, pero si aún se te hace difícil, es preferible que utilices azúcar mascabado, miel de abeja o de agave, e ir disminuyendo su consumo hasta eliminarlo.

· No utilices endulzantes artificiales de ningún tipo, solo estimulan tu necesidad de querer más sabor dulce.

· Trata de evitar lo más posible el consumo de refrescos con y sin azúcar, bebidas *light*, Nestea o cualquier tipo de té en polvo, bebidas de sabor en polvo, jugos naturales y artificiales, bebidas deportivas o "energizantes".

· Deja de consumir productos *light*, tanto en azúcar como en grasa. Al reducirle o quitarle la grasa o el azúcar, les añaden sustitutos que resultan ser más dañinos para nuestra salud.

· El consumo de fruta durante el día te permitirá mantener tus niveles de glucosa en la sangre estables. Esto te ayudará a disminuir la ansiedad por comer y a recuperar tu energía.

· Alimentos como el chorizo, tocino, chicharrón y quesos muy amarillos que se derriten son grasas de origen animal que nuestro cuerpo no alcanza a asimilar, por eso, se recomienda que su consumo sea de manera ocasional, una o dos veces por semana, y solo uno a la vez.

· Las salchichas, aunque sean de pavo, no son recomendables para consumo habitual, ya que por contener nitratos y nitritos en su producción, resultan ser un alimento que al comerlo muy seguido puede dañar nuestra salud. Además, no son realmente una fuente de proteína, ni nos ofrecen nutrientes, porque están mayormente constituidas por azúcar y almidón.

· La mantequilla no es de consumo libre, así que procura no usarla todos los días. La margarina no se recomienda por ser una grasa modificada, imposible de asimilar para nuestro organismo.

- La mayonesa debe ser normal, no *light*. Si puedes elaborarla, mucho mejor. Tampoco es de consumo libre, así que no dependas de ella para darle sabor a tus alimentos y trata de no consumirla todos los días.

- Se pueden consumir hasta dos huevos enteros diarios, con todo y yema.

- Se debe de incluir siempre una grasa vegetal en cada tiempo de comida, estas son algunas opciones: un cuarto de aguacate, siete aceitunas, tres nueces (seis mitades), diez almendras, siete pistaches, siete nueces de la india, catorce cacahuates, una cucharada de semillas de calabaza o de girasol.

- Los aceites que se recomiendan para cocinar o para agregar a las ensaladas son el de oliva, de aguacate o de semilla de uva.

- Una porción de fruta es equivalente al tamaño de nuestro puño. Es decir: una manzana, una pera, una naranja, media toronja, una taza de sandía, una taza de melón, una taza de piña, una taza de papaya, una taza de fresas, moras o arándanos azules, una taza de uvas, dos kiwis, dos duraznos, dos ciruelas, dos guayabas, dos mandarinas, dos tunas, cuatro higos, medio plátano o medio mango.

- La porción de tortilla de maíz o tostada horneada a base de maíz es equivalente a una pieza.

- Las verduras son de consumo libre y, entre más cantidad se consuma, más beneficio tendrán nuestras células. Siempre debes empezar tu comida con ellas y agregarlas a todos los tiempos de comida que puedas. Las verduras son el alimento que nuestro cuerpo más necesita, deben ser nuestra base y estar presentes en el cincuenta por ciento de nuestro día. Son ricas en fibra, agua y complejo B. Además, son las mejores aliadas para la pérdida de grasa corporal y medidas.

- Verdura libre: nopales, chayote, calabacita, ejote, brócoli, coliflor, todo tipo de lechugas, col blanca y morada, jitomate, champiñones, pimiento morrón de diferentes colores, cebolla blanca y morada, pepino, apio, espinacas, acelgas, berros, espárragos, zanahoria, tomate fresadilla, berenjena, betabel y rábano.

- La papa, el camote y el elote no son verduras y no son libres, su consumo no es malo, son carbohidratos que también tienen beneficios para nuestra salud. Se consumen siempre combinados con mucha verdura. La porción es la mitad de una pieza mediana.

- Siempre hay que tratar de variar las verduras y frutas, ya que cada una tiene diferentes nutrientes y funciones dentro de nuestro organismo.

- Cualquier verdura que se mencione en el menú es intercambiable por otra, siempre y cuando sea una verdura.

- Elige una de estas guarniciones: frijoles, lentejas, habas, garbanzos, alubias, quinoa, papa, camote o arroz, y consúmela al final de todo.

- Si decides incluir en tu comida, de vez en cuando, la pasta, la recomendación es cocinarla al dente, siempre agregando vegetales en su preparación y acompañarla con proteínas. De esta manera, su capacidad de dispararte el azúcar en la sangre disminuye (amortiguas una montaña rusa).

- Si quieres comer yogur natural, en México te recomiendo la marca Alpura o Santa Clara. De los yogures griegos, puedes elegir cualquiera que sea natural y que no tenga azúcares añadidos, como Chobani, Fage, marca HEB y Yoplait sin azúcar. Para países fuera de México, pueden buscar una opción que sea natural y sin azúcares añadidos.

- Todos los yogures que tienen sabor contienen una gran carga de azúcares y, a su vez, de grasa. No importa si están etiquetados como *light*, lo ideal son los que no tienen sabor.

- Puedes consumir la leche entera de vaca, no tiene que ser *light*, y va a depender de tu tolerancia. Si sientes que te inflama, la recomendación sería intentar probar la de cabra, esta contiene la caseína que sí digerimos. Si no es de tu agrado, puedes utilizar leche de almendras o de avena, solo que no tienen el valor nutritivo que la de vaca o la de cabra. La de arroz no es aconsejable porque tiende a estreñir, y la de coco solo es una leche de moda que no aporta ningún nutriente, solo contiene grasa saturada y muchas veces hasta azúcares artificiales.

· Las personas que están fuera de la República Mexicana, pueden sustituir el queso panela por queso *mozzarella*, queso de cabra, requesón, o cualquier queso que sea fresco, que no se derrita. También pueden usar el jocoque.

Recuerda, si quieres olvidarte de las dietas, es importante que siempre tengas presente que, para empezar a mejorar tu nutrición, no debes concentrarte en las calorías, ni en cuántos carbohidratos o tortillas puedes comer en el día. Lo que necesitas es aprender a combinar siempre tus tres macronutrientes: carbohidrato + proteína + grasa vegetal. Esto aplica para cada tiempo de comida, y claro, siempre con mucha verdura.

Los siguientes ejemplos de menús que te compartiré tienen un equilibrio de macronutrientes, no están pensados por conteo de calorías, ni de gramos; tampoco son personalizados, de tal forma que, si existe alguna enfermedad, es importante consultar primero a tu especialista. En cuanto al número de tortillas, yo siempre aconsejo empezar desde tu realidad, es decir, disminuir una pieza o la mitad de lo que consumes actualmente. Entre más nutrición tengan tus comidas, verás que en ocasiones no es indispensable consumirlas.

Plan de Nutrición. Ejemplo de menú

Opciones para el desayuno o primer alimento

1. Una porción de fruta con seis mitades de nueces o diez almendras.

2. Licuado con una taza de leche entera o de almendras (sin vainilla y sin endulzar) con una taza de fruta, seis mitades de nueces o diez almendras.

3. Licuado en agua con vegetales (libres), con una porción de fruta, seis mitades de nueces o diez almendras.

4. Licuado verde, dos o tres rollitos de pechuga o jamón de pavo con queso panela y un tercio de aguacate.

5. Una porción de fruta. Uno o dos huevos revueltos, estrellados, cocidos o en omelette. Opcionalmente, se puede agregar una rebanada de pechuga o jamón de pavo, o una rebanada de queso panela. Siempre agregar vegetales: jitomate, cebolla, ejotes, champiñones, espinacas, nopales, etc. Un tercio de aguacate y una o dos tortillas de maíz.

6. Una taza de fruta con media taza de yogur natural (griego) o media taza de queso cottage, con seis mitades de nueces o diez almendras.

7. Una porción de fruta. Dos tacos en tortilla de maíz con frijoles y queso panela, o pueden ser de huevo revuelto, de picadillo o carne deshebrada. Rebanadas de jitomate y un tercio de aguacate.

8. Una porción de fruta. Dos quesadillas en tortilla de maíz con queso Oaxaca o *mozzarella*, nopales en tiritas, champiñones y un tercio de aguacate.

9. Una porción de fruta. Dos rollitos de jamón de pavo rellenos de ensalada de papa con queso panela y huevo cocido en cuadritos, con una cucharadita de mayonesa y mostaza, y un tercio de aguacate.

10. Una porción de fruta. Chilaquiles hechos con dos tortillas de maíz, en cuadritos. Dorar las tortillas solamente con una cucharadita de aceite de oliva. Bañar en salsa verde o roja, agregar pechuga de pollo desmenuzada o un huevo estrellado, queso panela rallado, un tercio de aguacate.

Idealmente, el desayuno debe incluir siempre proteína: huevo, pollo, jamón de pavo, queso panela, Oaxaca o *mozzarella*.

Las primeras tres opciones de menú se aconsejan solo cuando no hay tiempo de preparar nada para, de todas formas, iniciar el día con nutrientes; pero hay que intentar que esto no se convierta en un hábito.

Opciones para el break de media mañana

1. Una fruta con seis mitades de nueces o diez almendras.

2. Una fruta con seis mitades de nueces o diez almendras, más pepino o cualquier verdura libre, con limón.

3. Una fruta con media taza de queso cottage o media taza de yogur griego natural, con seis mitades de nueces o diez almendras.

Opciones para la comida

Debe de incluir:

- Complemento diario de verduras (en abundancia): ensalada fresca, caldo de verduras, crema de verduras (a base de agua, sin leche o crema), verduras al vapor, salteadas o asadas.

- La papa, el elote y el camote no son verduras, no son de consumo libre, pero se pueden incluir como una guarnición.

- Un tercio de aguacate o siete aceitunas.

Estas guarniciones son opcionales, solo se escoge una y se consume al final de todo:

- Media taza de arroz cocido (consumirlo de preferencia dos veces a la semana).
- Media taza de frijoles, lentejas, habas, garbanzos, alubias o quinoa; o media pieza de papa, camote o elote.

Ejemplos de platillos:

1. **Pechuga de pollo marinada con mostaza y pimienta**, a la plancha u horneada, con pimientos de colores, champiñones y cebolla.

2. **Milanesa de res en trocitos**, guisada con pimiento morrón de colores, champiñones, cebolla, brócoli, calabacitas y salsa de soya (agrega poca cantidad y no la consumas habitualmente, por su alto contenido de sodio).

3. **Filete de pescado empapelado con sal de hierbas y pimienta**, jitomate rallado, cebolla morada, espinacas, ejotes, champiñones y calabacita rallada.

4. **Salmón marinado con pimienta y jugo de limón o de naranja**, asado con pimientos de colores cortados en juliana, espárragos y cebolla morada.

5. **Carne molida guisada**, con trocitos de papa, zanahoria, chayote, nopales, jitomate y cebolla.

6. **Carne deshebrada de res**, guisada con tomate, papa, cebolla y pimiento morrón.

7. **Albóndigas**. Agregar espinacas a la carne molida, y guisar las albóndigas en salsa de tomate con trocitos de nopales.

8. **Pechuga de pollo desmenuzada**, guisada en salsa de tomate con trocitos de calabacitas, chayote, cebolla y pimiento morrón.

9. **Chile relleno**, sin capear, de queso panela, *mozzarella*, atún o carne molida, en salsa de tomate.

10. **Ensalada de pechuga de pollo**, con papa, zanahoria, apio y pimiento morrón.

11. **Bistec de res**, encebollado con pimiento morrón y champiñones.

12. **Tortitas de hamburguesa.** Mezclar la carne molida con ralladura de zanahoria y ralladura de calabacita; pegar con huevo, avena molida, mostaza y pimienta.

Opciones para el break de media tarde

1. **Una fruta** con seis mitades de nueces o diez almendras.

2. **Una taza de fruta** con media taza de queso cottage o media taza de yogur griego natural, con seis mitades de nueces o diez almendras.

3. **Licuado** con una taza de leche de almendras, una taza de fruta, seis mitades de nueces o diez almendras.

4. **Licuado verde en agua**, hecho de vegetales con una porción de fruta, seis mitades de nueces o diez almendras.

Opciones para la cena

Lo ideal es tratar de acompañar todas las cenas con una guarnición de vegetales, como en la comida (caldo o crema de verduras, ensalada, verduras al vapor o, mínimo, jitomate en rebanadas).

Entre más consumo de vegetales tengas durante tus días, estarás siempre nutriendo a tu cuerpo y ayudando a trabajar mejor a tus células para defenderte de cualquier alimento que quieras disfrutar.

1. **Queso panela guisado** en salsa de jitomate con trocitos de verduras: calabacitas, nopales y ejotes. Un tercio de aguacate. Opcional: una o dos tortillas de maíz.

2. **Dos tostadas de maíz horneadas con frijoles molidos.** Como proteína, puedes usar cualquiera de estas opciones: pechuga de pollo desmenuzado, rebanadas de queso panela, carne molida guisada o deshebrada de res. Lechuga, rebanadas de jitomate y un tercio de aguacate.

3. **Penca de nopal asada**, con rebanadas de queso panela asadas, bañada en salsa de jitomate y un tercio de aguacate.

4. **Dos quesadillas de tortilla de maíz**, con queso panela o *mozzarella*, rebanadas de jitomate y un cuarto de aguacate.

5. **Caldo de verduras**, con pechuga de pollo desmenuzado y un tercio de aguacate.

6. **Dos huevos revueltos**, con espinacas, salsa de tomate, calabacita rallada, cebolla y champiñones. Agregar un tercio de aguacate. Opcional: una o dos tortillas de maíz. (Esta opción aplica solo si no se desayunó huevo, ya que solo son dos piezas, con todo y yema, al día).

7. **Dos o tres entomatadas**: dorar las tortillas de maíz con una cucharada de aceite de oliva. Rellenarlas de queso panela o pechuga de pollo desmenuzado y bañar con salsa de tomate, de frijol o salsa verde. Agregar un tercio de aguacate.

8. **Molletes**: con un bolillo sin migajón, untar frijoles molidos (sin freír), agregar queso panela rallado, pico de gallo y un tercio de aguacate.

9. **Ensalada de atún con tomate**, cebolla, apio, elote, pepino, una cucharada de mayonesa, un tercio de aguacate y siete galletas saladas.

Los guisados que se preparan para la hora de comida se pueden repetir para la cena, igualmente, acompañados de verduras.

Es importante saber que cualquier cena puede aplicar también como desayuno y viceversa.

¿Cuántas tortillas puedes comer al día?

No tomes como prioridad eso ahora. Así como el pastel, también te digo que la tortilla no tiene la culpa. Si la gente ha aprendido a llenarse con tortillas es porque no ha sabido cómo nutrir su cuerpo. Creo que, después de leer todo el libro, te habrás dado cuenta de que hay cosas más relevantes para nutrir tu cuerpo que la preocupación de haberte comido una tortilla extra. Así como los antojos, el cuerpo pide más tortilla porque no se le da fruta, leguminosas (frijoles, lentejas, alubias, garbanzos, habas) o grasa vegetal. En cuanto estés en los primeros días de nutrición con este plan de ejemplo, te darás cuenta de que tu cuerpo te empezará a pedir menos tortilla, sin estar pensando en si puedes o no puedes comerla. Aprende a escuchar tu cuerpo y verás que no necesitarás acompañar todo el tiempo las comidas con tortilla. No le tengas miedo, no es mala, como siempre nos lo han hecho creer; no es de consumo libre, pero tampoco engorda, si se consume moderadamente y bien equilibrada. Además, tiene beneficios para nuestras células, es rica en calcio y en fibra. Solo comienza a acompañar tus comidas con la mitad de las tortillas o con una pieza menos de lo que comes actualmente. Eso ya es mejorar, y con el tiempo necesitarás menos.

Todas las opciones que enlistaré a continuación son solamente ideas para poder preparar diferentes desayunos, comidas o cenas, así como verduras, no son exactamente recetas con medidas ni procedimientos.

Desayunos y/o Cenas

1. Cocer de tres a cuatro cucharadas de **avena natural en hojuelas** (usa como medida la cuchara con la que comes la sopa) con media taza de

agua y media taza de leche (o con una taza de leche de almendras). Opcionalmente, agrega canela a la cocción. Una vez cocida, agregar una cucharada de amaranto, vainilla y tres nueces picadas. Puedes agregar media taza de cualquier fruta. Se puede endulzar con vainilla.

2. **Calabacitas partidas por la mitad y asadas con pimienta**. Quitar las semillas y rellenar con queso panela. Bañar con salsa de jitomate y agregar un cuarto de aguacate.

3. **Rollitos de pechuga de pavo rellenos de ensalada de papa**. Mezclar media pieza de papa cocida, queso panela rallado, espinacas, mostaza y pimienta, y agregar un cuarto de aguacate.

4. **Champiñones portobello asados**. Quitar el relleno y agregar queso panela en trocitos, guisado con salsa, espinacas y un cuarto de aguacate.

5. **Omelette con un huevo** y queso panela rallado, espinacas, calabacita rallada, champiñones, salsa de tomate y un cuarto de aguacate.

6. **Dos huevos estrellados** sobre una cama de nopales en tiritas asados, con pico de gallo y champiñones, bañados en salsa de jitomate. Agrega un cuarto de aguacate.

7. **Crema de verduras**, con trocitos de queso tipo panela o cualquier queso fresco y un cuarto de aguacate.

8. **Enfrijoladas o entomatadas**. Dos tortillas de maíz doradas en aceite (utilizar solo una cucharada). Para el relleno: pechuga de pollo desmenuzado o queso panela rallado. Bañar con salsa de frijol (molido), salsa de jitomate, roja o verde. Encima, agregar trocitos de calabacitas y más queso panela rallado. Acompañar con un cuarto de aguacate.

Complementos de verduras

Recuerda que el consumo de verduras es la base de cada una de nuestras comidas, por su gran contenido de fibra y agua. Estas son de consumo libre.

1. **Caldo de verduras**: cortar chayote, calabacita, zanahoria, ejotes, repollo, papa, brócoli y cebolla, y guisar con una pechuga de pollo.

2. **Crema de verduras**: cocer la verdura (una o la combinación de varias) con sal de hierbas y pimienta. Después, licuarlas con esa misma agua donde se cocieron, o también puedes usar caldo de pollo, si es posible. Dorar cebolla y/o ajo con poca mantequilla en una cacerola, y ahí mismo poner a hervir las verduras licuadas.

3. **Guisado de pimientos de colores**: pimientos de color rojo, naranja y amarillo cortados en juliana, calabacitas en juliana, cebolla morada en

juliana; guisadas con aceite de olivo y pimienta. Agregar salsa de soya en poca cantidad, y germinado de alfalfa o soya.

4. **Verduras al vapor**: chayote, calabacita, brócoli, coliflor, zanahoria y champiñones al vapor, con mantequilla y pimienta.

5. **Ensalada de nopales** con pico de gallo, limón y champiñones.

6. **Ensalada de lechuga**, espinaca, col morada, zanahoria, apio, tomate, pepino, champiñones y palmito.

7. **Ensalada de espinacas** con betabel cocido, media taza de garbanzos, cebolla morada, apio, germinado de alfalfa y trocitos de mango.

8. **Ensalada de pepino** con jícama, zanahoria, apio y rábano, con limón.

9. **Ensalada de espinacas** con palmito, aguacate, limón, pimienta y aceite de oliva.

10. **Ensalada** con espinacas, pepino, elote y manzana en trocitos. Aderezar con una mezcla de limón, mostaza y aceite de oliva.

Nota: las ensaladas se aderezan con aceite de oliva, limón y vinagretas.

Comidas

1. **Lasaña de vegetales**. En un refractario, poner una capa de láminas de chayotes (precocidos); después, otra capa de rodajas de calabacitas; luego, otra capa de rodajas de betabel (precocido); una capa de proteína (atún, pechuga de pollo desmenuzado o carne molida). Encima, agregar una capa de espinacas y una de champiñones en trocitos, bañar con salsa de tomate y queso parmesano, y meter al horno.

2. **Tortitas de hamburguesa**. Mezclar la carne molida con ralladura de calabacita, de zanahoria y de pimiento rojo; pegar la mezcla con huevo, mostaza y avena molida. Hacer bolitas con la mezcla y cocerlas en la plancha.

3. **Croquetas de atún**. Mezclar en un recipiente: atún, queso panela rallado, papa molida, perejil y cebolla en trocitos; agregar huevo, avena molida y pimienta, hacerlas bolita y cocerlas a la plancha o al horno.

4. **Calabacitas a la boloñesa**. Hacer espirales con las calabacitas (simulando un espagueti) y saltearlas con aceite de oliva y pimienta hasta que queden crujientes. En un recipiente, cocer carne molida con sal de hierbas y las especies de tu gusto. En otro recipiente, preparar salsa de jitomate con champiñones y albahaca. En el plato, servir primero las calabacitas, encima la carne molida, bañar con la salsa y agregar queso parmesano.

5. **Filete de pescado a la Valentina**. Marinar el filete de pescado en salsa Valentina de cinco a diez minutos; después, empanizar con Tajín y empapelarlo en aluminio con calabacitas en juliana.

6. **Pechuga de pollo rellena**. A una milanesa de pechuga de pollo agregarle espinacas, champiñones y elote; hacerlas rollito y sostener con un palillo. Cocerlas a la plancha con aceite de oliva, y después bañarlas con salsa de jitomate o alguna crema de verduras.

7. **Deshebrada de res**. Cocer la falda de res, después guisarla con pimientos de colores en juliana, jitomate, papa, cebolla y calabacitas.

8. **Albóndigas**. Mezclar carne de res o de pollo molida con espinacas. Hacer bolitas y guisarlas en salsa de jitomate con chipotle. Agregar nopales en cuadritos al caldo.

9. **Atún guisado con puré de jitomate**, trocitos de papa, ejotes, pimiento morrón y champiñones.

10. **Chile relleno**, sin capear, de atún (también puede ser de queso panela o de carne molida), y bañarlo con salsa de jitomate con calabacitas.

11. **Ensalada de atún con pico de gallo**, champiñones, apio, jícama, pepino y limón. Agregar una cantidad pequeña de salsa de soya.

12. **Ceviche de atún**. Marinar con jugo de limón un steak de atún cortado en cuadritos. Ya que esté marinado, agregar trocitos de cebolla morada, cilantro, pepino, jícama, rábano y mango.

13. **Ensalada de pollo**. Pechuga de pollo desmenuzado, mezclada con poca mayonesa normal (de la que usas habitualmente), trocitos de uvas, apio y nueces.

14. **Pechuga de pollo desmenuzado**, guisada en salsa de tomate fresadilla con cilantro, trocitos de nopales, champiñones, brócoli y chayote.

15. **Filete de pescado en salsa**. Asa un filete de pescado con sal de hierbas y pimienta. Después, colócalo sobre una cama de calabacitas y ejotes salteados con aceite de oliva y pimienta. Bañar con una salsa de jitomate con trocitos de brócoli y champiñones.

16. **Pechuga de pollo a la naranja**. Marinar la pechuga en jugo de naranja, alrededor de una hora. Después empapelarla con rebanadas de chayote, brócoli, cebolla morada y pimientos de colores.

17. **Milanesa de res cortada en cuadritos**, guisada con puré de jitomate, pimiento morrón, cebolla, papa y zanahoria.

18. **Chuletas de puerco en salsa verde**. Dorar las chuletas con aceite de oliva. Para la salsa: cocer tomate fresadilla con cilantro, cebolla y sal, licuar y bañar las chuletas.

19. **Puerco con calabacitas**. Maciza de puerco en trocitos, guisada con jitomate, cebolla, calabacitas y cilantro.

Por último, toma en cuenta lo siguiente:

- Puedes intercambiar cualquier verdura por otra que sea de tu gusto. Lo importante es aprender a utilizar diferentes tipos de verduras para guisar nuestra proteína.

- Cualquier salsa es permitida, siempre y cuando no sea cremosa, y que no intervenga con algún problema digestivo como gastritis, colitis, colon irritable o reflujo.

- Todas las especias y hierbas aromáticas son permitidas para sazonar a tu gusto cada platillo, así como cualquier tipo de chile.

Conclusión

Empecé a escribir este libro por sugerencia de una paciente, ella me hacía mucho hincapié en que le gustaba mi forma de transmitirle el concepto de la nutrición que los alimentos ofrecen a nuestro cuerpo. Decía que las explicaciones eran muy digeribles para los pacientes y que, por esa razón, debía pensar bien en escribir un libro y llegar a más personas. Pero haciendo memoria, quizá mi motivación de compartir lo que tanto me apasiona viene de mucho tiempo atrás.

Mi decisión de estudiar nutrición viene desde que era niña. Recuerdo que cuando estaba en quinto de primaria, leí en un libro de ciencias naturales, en un pequeño párrafo, sobre vitaminas y minerales, pero solo venía la definición de estas, no había más información. Ahí fue cuando me llamó mucho la atención saber qué más hacían estos elementos dentro de nuestro cuerpo y cómo conseguirlos. Entonces, gracias a que mi papá me explicó un poco más sobre el tema, sin ser experto en este, le pregunté si eso se podía estudiar como carrera. Y sí, en efecto, me dijo que existía una carrera profesional: Nutrición. Decidí ser nutrióloga por mi inquietud de saber más sobre cómo trabajan los alimentos dentro de nuestro cuerpo y cómo son capaces de ayudarnos, al grado de prevenir o hasta curar enfermedades.

La realidad es que ni siquiera me percaté de que la carrera que había elegido era la misma que enseña a hacer dietas, porque mi intención de estudiarla nunca fue para bajar de peso a la gente, sino enseñarles lo que yo tanto quería aprender sobre los alimentos. Definitivamente, yo no enseño a hacer dietas, yo enseño sobre nutrición a mis pacientes todos los días. Las dietas son totalmente contrarias a la nutrición, y lo afirmo con plena seguridad. Me siento plena día a día al ver a mis pacientes tan contentos por su recuperación, por cada día verlos sentirse mejor, y no por haber conseguido un "peso ideal", sino porque finalmente están logrando, en menor o mayor medida, hacer conciencia sobre por qué necesitan nutrirse y escuchar a su cuerpo a cada momento.

Hasta el día de hoy me sigue impactando cómo es que los alimentos tienen la capacidad de estabilizar nuestro cuerpo, ayudarnos a recuperar la energía, así como curar y mantener nuestros órganos, y lo rápido que se pueden sentir los efectos. De hecho, muchas veces mis pacientes me han dicho que parece magia, y sí, la nutrición actúa mágicamente y tiene resultados a largo plazo.

Quiero empezar a cambiar el chip de la gente para que sepan que la nutrición es algo muy diferente a "vivir a dieta" y que, poco a poco, puedan olvidarse de estar al pendiente de un peso, de estar contando calorías, de estar pensando en cuántas tortillas han comido en el día y de tener culpa todo el tiempo por comer una rebanada de pastel. Que dejen de pensar que, si no es perfecto, no funciona. Esto es lo que realmente he visto que tiene enferma emocionalmente a nuestra gente y, por consiguiente, no logra cambios reales.

Se necesita más educación sobre los alimentos y sus funciones dentro de nuestro organismo, además de empatía por parte de los profesionales de la salud. Los pacientes no necesitan sentirse juzgados y regañados, sino comprendidos. Estoy totalmente convencida de que esa es una parte fundamental que falta en muchísimos profesionales de la salud para poder empezar un cambio en nuestra sociedad.

Me he topado con mucha incomprensión al paciente, quien viene lastimado emocionalmente por haber intentado muchas dietas sin lograr un cambio a largo plazo. Casi siempre coinciden en lo mismo: les enseñan solo a seguir una hojita y a "no salirse de la dieta". Esa hojita ni siquiera está personalizada y los obliga a salirse de su vida real. Esto no ha servido de nada y por eso nuestros índices de sobrepeso, obesidad y diabetes en México están cada vez peor.

Quiero lograr que cada persona que lea este libro se enamore de su organismo, que sepa que hay millones de células trabajando todos los días para nosotros y que lo único que esperan recibir es nutrición. Deseo que la gente se reconcilie con su cuerpo y con sus alimentos, que dejen de etiquetarlos como "pecado" o "que engordan", y que conozcan otra perspectiva de estos, ya que todos sirven para algo: unos para nutrirnos, que son los que necesitamos en mayor cantidad día a día; y otros para disfrutarlos, porque no dejarán de existir. Solo es aprender a tener un equilibrio entre todos los alimentos.

Se trata de aprender a disfrutar cada alimento que eliges comer y que sepas que no tienes por qué tener culpa o miedo por comerlo. No se trata de romper dietas, se trata de entender que necesitamos nutrirnos todos los días de nuestra vida, y que mientras esto predomine, cualquier alimento que te gusta puede convivir con tu cuerpo de manera equilibrada.

En todo el tiempo que me he dedicado a la nutrición y a enseñar sobre la función de los alimentos a mis pacientes (más que ponerles reglas y restricciones), me he llevado demasiadas experiencias que me siguen dejando con la piel erizada al comprobar lo que un alimento logra hacer dentro de nuestras células. Esto es lo que trato que vean, más allá de la función de "enflacar" el cuerpo.

Entre muchos casos que he nombrado en el libro, uno de los que más me han dejado maravillada es el de mi paciente sobreviviente de cáncer. Él inició su tratamiento de nutrición al tener la amenaza de que el cáncer volvía. En pocos meses logró, con los cambios que hizo en su alimentación, disminuir los niveles del antígeno prostático. Con esto comprobó que la nutrición le ayudaba no solo a alejarse del cáncer, sino de cualquier otra enfermedad, y que esto estaba en sus manos.

Hay muchos casos donde mis pacientes mujeres han visto una mejoría con los síntomas antes y durante la menstruación, así como en la menopausia. Nutrirte y aprender a equilibrarte, sin llegar a los extremos, ocuparte de tu salud mental y emocional, así como hacer ejercicio, es la mejor medicina que puede recibir nuestro cuerpo.

Además de la salud, muchos también son los casos donde la autoestima se recupera, los pacientes aumentan la seguridad y confianza en sí mismos. Es increíble ver la transición de cómo llegan conmigo temerosos, desconfiados, hartos, tristes e inseguros, y poco a poco todo va mejorando en ellos, tanto por dentro como por fuera, y no solo por haber perdido peso. El humor de las personas mejora muchísimo, se dan cuenta cómo se vuelven más tolerantes y menos irritables. Una de tantas cosas que enseño a mis pacientes es a que tengan conciencia de que los alimentos no solo sirven para ayudarlos a bajar de peso, les digo que hay toda una química maravillosa dentro de nosotros, y que parte de todo este engranaje son los neurotransmisores, ellos se encargan de nuestro estado de ánimo, y también dependen de los alimentos que le demos a nuestro cuerpo.

Uno de los efectos más rápidos de la nutrición es la recuperación de energía, este sucede desde los primeros días de empezar el tratamiento. Alrededor del noventa por ciento de mis pacientes llegan con un cansancio extremo a su primera cita, se describen a sí mismos como zombis, sobreviviendo y levantándose cada día meramente por obligación. Empiezan su tratamiento y, desde el segundo día que comienzan a nutrirse, no pueden creer cómo la energía regresa a ellos y se mantiene presente durante el día.

El estómago es otro de los principales beneficiados. He recibido muchos pacientes con el estómago destrozado y con el intestino prácticamente sin funcionar. Pacientes que están acostumbrados a tomarse diariamente una pastilla para controlar la gastritis y la colitis, o que tienen que tomar laxantes para poder evacuar. Conforme empezamos a nutrir su cuerpo, tanto el estómago como el intestino comienzan a recuperarse y a funcionar, la gastritis desaparece al grado de olvidarse de las pastillas que antes religiosamente tomaban todos los días. Es increíble cómo el intestino vuelve a funcionar y empieza a evacuar todos los días sin necesidad de laxantes.

La piel, las uñas y el cabello también son parte de los cambios que se notan rápidamente. La piel se empieza a limpiar y a volverse más tersa; las uñas dejan de ser quebradizas y tienen más brillo; el cabello toma fuerza, se deja de caer, tiene también más brillo y deja de verse reseco.

Hay un caso de diabetes que también es de los que me ha dejado muy emocionada. Se trata de una paciente que llegó conmigo después de un coma diabético y con una hemoglobina glicosilada en doce (eso es mucho, lo normal es hasta seis). En tres meses, con el manejo correcto de sus alimentos, sus glucosas diarias fueron mejorando hasta normalizarse y pudo bajar la dosis del medicamento. Lo mejor de todo fue que, al paso de tres meses, en su siguiente monitoreo, su hemoglobina glicosilada estaba en siete, ya casi en normalidad.

Todos los casos que he citado son solo una muestra de los muchos que he tenido. Ellos se han visto beneficiados al darse la oportunidad de conocer lo que la nutrición puede hacer día a día en su organismo. La verdadera nutrición no tiene nada que ver con que te prives de comer una rebanada de pastel, va mucho más allá de eso, se trata de hacer conciencia de lo que a tu cuerpo le ha hecho falta durante años y que veas lo que es capaz de hacer en cuanto se lo decides dar.

¿Qué quiero lograr con este libro? Que conozcas lo que nunca te han enseñado cuando te pones a dieta: para qué sirve la nutrición, sus alcances y los alimentos que te la ofrecen. Compartirte un método donde sepas cómo disfrutar los alimentos, perder el miedo por comer, y que te des cuenta de que tu alimentación nunca ha tenido que ser perfecta, drástica ni restrictiva, solo se trata de comer buscando nutrirte.

Durante años las dietas te han dicho y repetido infinitamente todo lo que está y haces mal. Ya te lo sabes de memoria y vives aterrorizado con eso. Te han juzgado, regañado, condenado, desorientado y maltratado. Yo vengo a enseñarte, mediante mi experiencia, lo bueno que puedes hacer cada día por tu cuerpo.

Disfrutar no engorda… lo que si engorda es el miedo que da "estar a dieta", la preocupación por tratar de lograrlo y no salir de ella. Libérate, ve por ese pastel al que tanto le tienes miedo y, a conciencia, pruébalo, degústalo, date cuenta de sus sabores, y no estés sufriendo con cada bocado; pero recuerda, no te olvides de nutrir a tus células.

Agradecimientos

Este libro es una muestra de lo mucho que tengo que agradecer a todas las personas que han pasado por mi camino en mi carrera de nutrióloga. A todos los pacientes que me han hecho crecer como profesional de la salud, que siempre han confiado en mí para poner su salud en mis manos. Sin cada uno de ellos no hubiera descubierto todo lo que quiero transmitir con este libro. Gracias a ellos es que me di cuenta de que hay mucho por ayudar a las personas en el tema de la alimentación.

A mi terapeuta, Alejandro Macías, porque sin su guía no habría empezado este camino. Él me enseñó a conocer más conscientemente mi labor como nutrióloga y a comprender a mis pacientes para poder ayudarlos a sanar. Me impulsó también a enseñar con conciencia y a ser una rehabilitadora.

Acerca de la autora

Soy licenciada en Nutrición desde 2005 y tengo un Diplomado en Diabetes y Resistencia a la Insulina, así como en Nutrición y Salud Emocional.

Con más de 15 años de experiencia trabajando con pacientes afectados por la influencia negativa de la cultura de la dieta, decidí escribir este libro al darme cuenta del deterioro generalizado de la salud, tanto física como emocional. Mi objetivo es ayudar a las personas a comprender un nuevo concepto de los alimentos desde la perspectiva de la nutrición, alejándose de las restricciones y el miedo a comer.

Desde los 10 años, he soñado con que todas las personas puedan conocer el verdadero significado de la nutrición. Quiero que, a través de este libro, descubras que nutrirte es mucho más sencillo de lo que parece, que puede devolverte la salud y que te permita mejorar tu relación con los alimentos. Deseo que te des cuenta de que *Disfrutar no engorda*.

¡Gracias por permitirme acompañarte!

Si deseas que te acompañe más de cerca en tu camino hacia una mejor salud y bienestar, no dudes en contactarme. Juntos, podemos lograr tus objetivos y transformar tu relación con la nutrición. ¡Estoy aquí para ayudarte!

Instagram: @Mi_Nutricion
Facebook: @UnaBuenaNutricion

Testimonios

Encontrar a Mariana me cambió la vida y me permitió ser mamá. Había pasado meses sintiéndome mal. Vivo en Francia y tengo síndrome de ovario poliquístico (SOP). Me mudé de ciudad y perdí mi seguimiento ginecológico. Encontrar un nuevo ginecólogo en mi nueva ciudad me tomó un año. A causa del mal seguimiento, comencé a subir de peso. Hice de todo para bajar, pero no lograba nada; al contrario, empecé a ganar más peso y a perder energía. Todo se agravó: tenía un fibroma en la matriz, uno más en el hígado provocado por los anticonceptivos para regular el SOP, más de 10 kilos de sobrepeso y nada de energía. Me sentía mal, pero no sabía qué decirles a los médicos y, por más que insistía y después de tantos estudios, me decían que no tenía nada (más que todo lo que ya habían encontrado y que no tenía que ver con mi aumento de peso).

Empecé a creer que estaba deprimida, que era el famoso "duelo migratorio", pero no. Como psicóloga, analizaba mi situación y me decía que no era mi caso y que tampoco estaba deprimida; sin embargo, dormía hasta 10 horas y siempre estaba cansada.

Decidí hacer algo para bajar de peso y encontré a Mariana. Le escribí un domingo, porque en Francia todo tarda semanas para tener citas, pero con Mariana, ese mismo día tuve una respuesta y una cita para el día siguiente. Tuve un diagnóstico de "resistencia a la insulina", a verificar con un endocrinólogo para poder tener acceso a los medicamentos, y también recibí un plan de alimentación sano y no restrictivo, lo que me ayudó a estar mucho menos estresada y a volver a disfrutar de la comida. Logré tener la confirmación del diagnóstico de Mariana un par de semanas después. Pasé casi 2 años, quizás más, con resistencia a la insulina sin que ningún médico en Francia pudiera diagnosticarme. Mariana lo hizo en menos de 15 minutos y en línea.

Empecé a seguir las consignas de Mariana para organizar mis comidas y a tener su acompañamiento, analizando mis momentos de descanso, estrés, deporte y tomando consciencia de lo que comía y cómo me sentía con cada alimento. Fue así como empecé a perder peso, pero principalmente a nutrirme y a sentirme mejor. Volví a tener energía, a ser mucho más eficaz, a trabajar mucho, quizás demasiado.

Todo cambió. Aprendí a conocerme, a balancear mis comidas, a nutrirme, a observar lo que siento cuando como, a controlar mi estrés, a meditar. En casa, mi esposo, cuando supo que no había más restricciones, fue muy feliz. Cuando veía las nuevas formas de comer, sobre todo el aumento en la cantidad de comida estaba muy bien también después de tanto tiempo de privación. Él también decidió seguir el programa de Mariana, alguien que jamás imaginó ir con un nutriólogo. Él también descubrió que tenía ciertas afecciones y que necesitaba tomar Omega 3, entre muchas otras cosas.

La recomendé también a mi hermana y, bueno, lo mismo: ha mejorado muchísimo en su nutrición. Solemos hablar del "efecto Mariana" porque comidas que antes nos fascinaban, generalmente industriales o poco nutritivas, ahora no nos dan placer. Incluso no se nos antojan o las probamos y no las comemos más.

Mariana nos cambió la vida y, gracias a ella, también pude embarazarme. Una vez que mi insulina se reguló, mi SOP también lo hizo, y eso me ayudó muchísimo a poder concebir y convertirme en mamá. Hoy tengo una hermosa bebé de 3 meses.

Natalia Lerin Arzaba
Francia

***

Quiero agradecerte, Mariana, por haber cambiado mis hábitos alimenticios, por ayudarme a sanar mi cuerpo con la comida, pero más que nada, por haberte convertido en una amiga. Me ayudaste incluso psicológicamente porque yo estaba muy mal en todos los aspectos. Mariana, no tienes idea de lo mucho que me pudiste ayudar. Con tus consejos y apoyo, pude salir de esa terrible depresión que tenía, tan severa que hasta quería quitarme la vida. Fue una época muy oscura de mi vida, y tú llegaste como un ángel a salvarme de tanto daño que ya me había hecho, tanto emocional como físicamente, con tanto desorden alimenticio. Gracias, Mariana, por ser ese ángel que yo necesitaba para seguir adelante. Mil gracias, infinitas gracias.

Cecilia Hernández Mota
Los Ángeles, California

***

En mi vida he probado tantas dietas... desde las gotas milagrosas, balines y *keto*. Fueron tantos años buscando un único resultado: bajar de peso. Obviamente, la ignorancia no ayuda en nada. El año pasado me propuse seriamente bajar de peso, busqué a algunos profesionales en la nutrición y, por suerte, me encontré con Mariana.

Quisiera, si alguien lee esto, evitarle el error de someterse a dietas rígidas, ya que todo esto daña tu salud. Gracias a la guía de Mariana logré profundizar en la idea de nutrirme en vez de solo comer, escuchar a mi cuerpo y, sobre todo, aprendí a distinguir qué es un alimento o nutriente real. Dejé de pensar siempre en los kilos que mi cuerpo reflejaba en la báscula. Dejé de pensar que la fruta era "solo azúcar" dañina. Es fantástico cómo mi cuerpo ha reaccionado a todo esto. Estar atenta a la báscula y la culpa por comer ya no viven en mi mente. Mi cuerpo se ha estabilizado; llevo dos años igual, pues veo que mi ropa me queda bien como siempre. Obviamente, alguna vez me subo a la báscula, pero ahora lo hago, por ejemplo, cuando voy al médico y me tienen que pesar de rutina, y es bonito ver que estoy estable porque mi salud también ha mejorado.

No tengo nada más que agradecer a Mariana. Hace una hermosa labor de educarnos a aprender a nutrirnos. Nutrir nuestro cuerpo debe ser la meta; lo demás llega solo. El cuerpo y nuestros órganos trabajan en armonía y ganamos en salud.

Miriam Durón
Alemania

****

Antes de comenzar el proceso de reconciliación con los alimentos, vivía en una batalla constante contra toda la comida. Entraba y salía de dietas que restringían la cantidad de calorías que podía consumir en un día y hacía ejercicio para cancelar las calorías que comía. Al acabar las dietas, subía rápidamente de peso, llegando a pesar lo mismo que antes de la dieta, e incluso más, porque comía grandes cantidades de comida que había estado restringida en el plan de dieta. Por años estuve en ese ciclo de bajar y subir con y sin dieta. Con la ayuda de Mariana, pude aprender lo importantes que son todos los tipos de comida para nutrir el cuerpo. Mis pensamientos cambiaron de "¿qué es lo que menos me va a hacer subir de peso?" a "¿qué es lo que mi cuerpo necesita para sentirse nutrido?". Le di prioridad a las frutas y verduras para nutrir mi cuerpo. Al comer así, los momentos de ansiedad hacia la comida y la necesidad de comer compulsivamente disminuyeron drásticamente hasta desaparecer. Dejé de ver los alimentos con culpa y aprendí a escuchar mi cuerpo y a distinguir qué nutrientes necesita.

Definitivamente no fue un cambio de la noche a la mañana; tuve que entrenar mis pensamientos incorrectos automáticos sobre la comida y corregirlos conscientemente hasta que se volvieron hábitos. Como consecuencia de una alimentación saludable, balanceada y constante, bajé de peso y me mantuve en ese peso durante meses, algo que en años no me había pasado, ya que siempre subía y bajaba drásticamente a causa de restringirme comida. Pero el cambio más importante en mí fue perder la ansiedad, la culpa y la inestabilidad alrededor de la comida.

Iliana Treviño Contla
Austin, Texas

****

Quiero agradecerte por abrirme los ojos ante la nutrición y su importancia, así como la del sueño reparador y la salud mental. Durante mucho tiempo me lo mencionaste, pero tardé en darle la importancia que merece.

Agradezco tu pasión y por haberme puesto en mi nuevo camino. Después de sentirme mejor y entender cómo funciona mi cuerpo y mis células, me di a la tarea de profundizar más, estudiar y, sobre todo, enfocarme en mí misma.

La danza siempre fue mi prioridad, pero ahora me he sumergido en el ejercicio y me he enfocado en la ciencia del ejercicio y el entrenamiento funcional, específicamente para mujeres. Las hormonas son un tema crucial en esto. De la mano va la salud mental, por lo que también realicé un máster en fisioterapia y psicología en el deporte. He podido ayudar a personas a mejorar sus metabolismos a través del ejercicio, recuperar el movimiento natural del cuerpo y fortalecerlo para tener una mejor calidad de vida. Lamentablemente, existen muchos mitos y falta de conocimiento entre los entrenadores que lesionan a la gente.

Me llena de felicidad poder ayudar a las personas de otra manera y seguir educándome. Actualmente, estoy en Boston en un internship de fuerza y acondicionamiento para niños y adultos. Siempre te recomiendo ampliamente y les digo: "Si te dan una dieta restrictiva o te prohíben comer, ahí no es".'

En verdad, quería compartir esto y agradecerte porque le diste un giro a mi vida y mi profesión. La salud es lo más importante, y para tener una buena calidad de vida es necesario abordar todos los aspectos. ¡Muchas gracias! Ojalá existan más personas como tú.

Adriana Dávila Ayala
Monterrey, Nuevo León

****

Mariana es para mí más que una nutrióloga; es una maestra en alimentación. Me permitió conocer los beneficios de tomar mejores decisiones para mí, no solo para mi cuerpo, sino también para mis emociones. Fue desmenuzando y limpiando mis miedos e inseguridades respecto a los alimentos, permitiéndome disfrutar sin culpa y sin etiquetas de 'bueno' o 'malo' que tan arraigadas tenemos y tanto daño nos han hecho.

La nutrición va más allá de un 'peso ideal'. Conlleva compromiso, ¡claro!, pero no debería convertirse en una carga o un yugo constante donde sientes la necesidad de rechazar tu imagen corporal. Es un conjunto de elecciones que haces para mejorar tu salud, y no a costa de ella.

Con Mariana conocí la libertad de amar mi cuerpo y todo lo que puede hacer por mí cuando lo trato de la manera adecuada, encontrando ese balance. Me enseñó a desaprender los consejos "de moda" y a dar paso a un estilo de vida saludable y sostenible a largo plazo.

Andrea Michel Michel
Guadalajara, Jalisco

****

El taller que tomé con Mariana fue una experiencia educativa valiosa que me permitió comprender los fundamentos de la nutrición de una manera clara y accesible. Aprendí sobre el funcionamiento de mi cuerpo, cómo nutrirlo adecuadamente y cómo desarrollar una relación saludable con los alimentos. Me ayudó a superar mis prejuicios sobre ciertos alimentos y a adoptar una visión más equilibrada de la alimentación. Como resultado, he experimentado un aumento en mi energía y una mayor satisfacción al comer.

Patricia Ubaldo
Ciudad De México

****

Ante todo, Mariana es una mujer congruente con lo que dice y hace respecto a la nutrición. Amo verla comer de todo, nutrirse con todos los grupos alimenticios, disfrutar las verduras, las proteínas, los cereales, pero también disfrutar de los placeres deliciosos que ofrece la vida (más allá de las verduras). Con ella aprendí que el peso es solo un número y que no necesariamente refleja tu salud. Aprendí que lo más importante es nutrirnos y cambiar nuestras creencias respecto a nuestro cuerpo y a la comida. Aprendí a comer sin culpa y comprendí lo terrible que es vivir a dieta eterna. Aprendí a comer sin restringirme, disfrutando de todo lo bueno que existe.

Elizabeth Mendivil
Monterrey, Nuevo León

****

Actualmente, somos una sociedad que cuenta con recursos vitales para una alimentación consciente. Además, hay personas dedicadas a educarnos sobre este tema. Una excelente manera de hacer cambios en nuestra nutrición es a través de la guía y la lectura de libros escritos por profesionales responsables y expertos en el tema, como es el caso de Mariana Benavides, quien es tanto mi amiga como mi nutrióloga de confianza.

Mi experiencia ha sido una transformación al aprender de manera consciente a equilibrar, porcionar y escuchar a mi cuerpo. Aquí encontrarás información valiosa y fundamental para incorporar hábitos saludables a tu vida.

Aracely Gandara
Portland, Oregon

***

Las consultas y los consejos de Mariana han transformado mi perspectiva sobre la comida y las dietas restrictivas. Hace algún tiempo, solía seguir dietas extremadamente restrictivas, creyendo que eran la clave para alcanzar mi peso ideal y una mejor salud. Sin embargo, me di cuenta de que esta mentalidad estaba afectando negativamente mi relación con la comida y mi bienestar general. Estaba atrapada en un círculo vicioso donde no conseguía resultados y cada vez intentaba algo peor para lograrlo.

Fue entonces cuando decidí buscar la ayuda de Mariana. Desde nuestra primera consulta, me enseñó la importancia de una alimentación equilibrada y variada, basada en mis necesidades individuales. Aprendí a escuchar a mi cuerpo, a identificar las señales de hambre y saciedad, y a disfrutar de la comida de manera saludable y consciente.

Además, me explicó los efectos negativos de las dietas restrictivas en mi cuerpo y mi mente. Me mostró cómo estas dietas pueden provocar deficiencias nutricionales, trastornos alimentarios y un ciclo constante de pérdida y aumento de peso, conocido como el efecto rebote. Gracias a sus consejos y orientación, he logrado cambiar mi enfoque hacia la alimentación. Aunque sigo trabajando en ello, ahora veo la comida como una fuente de nutrición y placer, en lugar de una fuente de culpa o restricción. Estoy aprendiendo a tomar decisiones alimentarias saludables y sostenibles a largo plazo, lo que ha mejorado mi salud y mi calidad de vida.

En resumen, la consulta con Mariana ha sido fundamental en mi camino hacia una relación más saludable con la comida y mi cuerpo. Me ha ayudado a entender la importancia de una alimentación balanceada y a desechar las nociones erróneas sobre las dietas restrictivas.

Deyanira Castillo
Monterrey, Nuevo León

***